李少波
真气运行法（第3版）

李少波　原著
李天晓　整编

全国百佳图书出版单位
中国中医药出版社
·北京·

图书在版编目（CIP）数据

李少波真气运行法 / 李少波原著；李天晓整编 .—
3 版 .—北京：中国中医药出版社，2021.9（2023.5 重印）
ISBN 978-7-5132-7078-6

Ⅰ . ①李… Ⅱ . ①李… ②李… Ⅲ . ①养生（中医）
Ⅳ . ① R247.4

中国版本图书馆 CIP 数据核字（2021）第 141082 号

中国中医药出版社出版

北京经济技术开发区科创十三街 31 号院二区 8 号楼
邮政编码　100176
传真　010-64405721
河北省武强县画业有限责任公司印刷
各地新华书店经销

开本 710×1000　1/16　印张 13.5　彩插 0.5　拉页 1 页　字数 195 千字
2021 年 9 月第 3 版　2023 年 5 月第 3 次印刷
书号　ISBN 978 – 7 – 5132 – 7078 – 6

定价　58.00 元
网址　www.cptcm.com

服 务 热 线　**010-64405510**
购 书 热 线　**010-89535836**
维 权 打 假　**010-64405753**

微信服务号　**zgzyycbs**
微商城网址　**https://kdt.im/LIdUGr**
官 方 微 博　**http://e.weibo.com/cptcm**
天猫旗舰店网址　**https://zgzyycbs.tmall.com**

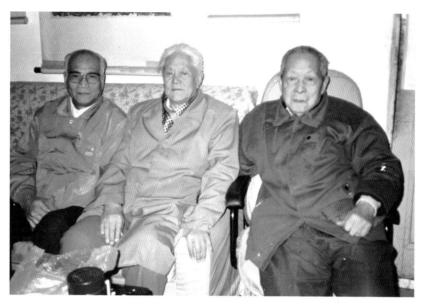

1996 年 12 月李少波（左二）在北京与原全国政协委员、
国家中医药管理局局长吕炳奎（右一）合影

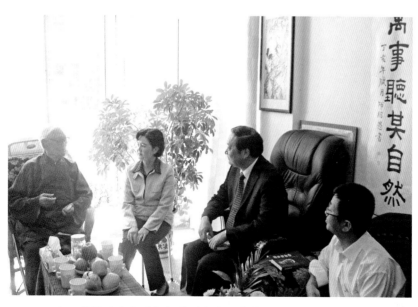

2008 年 9 月原卫生部副部长兼国家中医药管理局局长王国强（右二）
看望李老（左一）

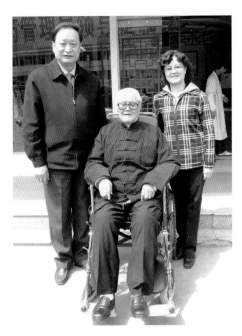

原卫生部副部长兼国家中医药管理局局长王国强（左一）
与李少波（左二）及女儿李天晓（右一）亲切合影

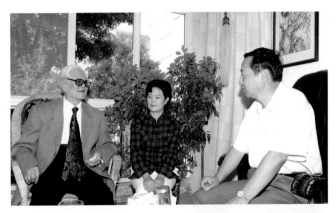

2009年9月甘肃省
原副省长郝远（右一）
和李老（左一）亲切交谈

李天晓在李少波教授100华诞
庆典大会暨中医真气运行
学术国际研讨会上作报告

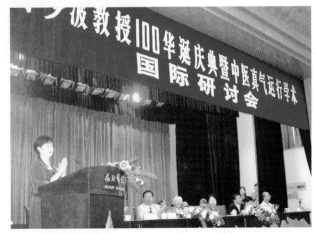

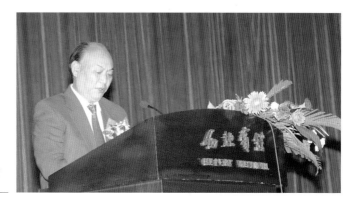

中国民医协会常务副会长周
立孝为李老100华诞致贺词

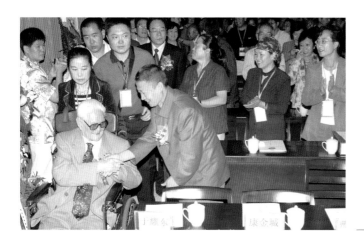

海内外代表热烈欢迎李老
进入100华诞庆典会场

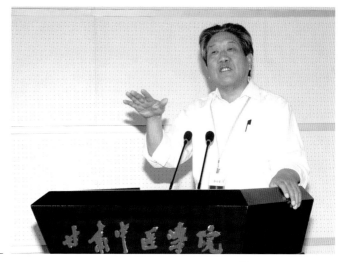

北京崔月犁传统医学研究中心
研究员樊正伦在研讨会上演讲

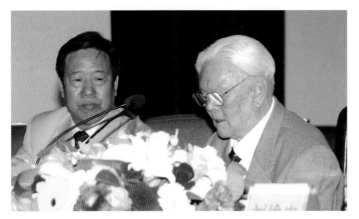

李少波在庆典大会上致辞，左为原甘肃中医学院院长刘延祯

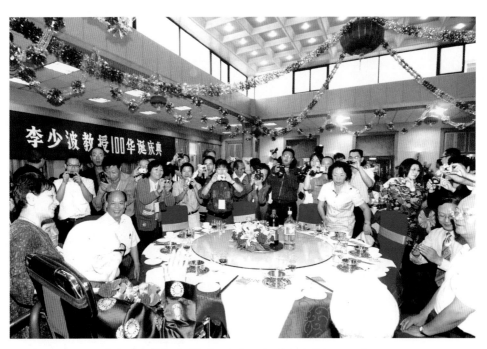

海内外真气运行学子和嘉宾祝贺李少波教授100华诞

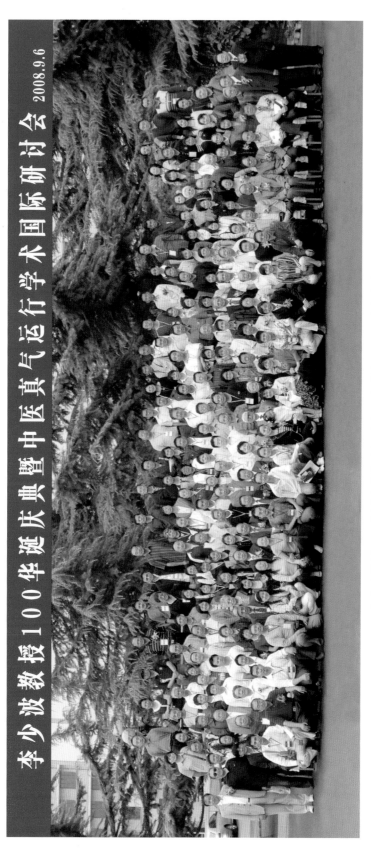

李少波教授100华诞庆典暨中医真气运行学术国际研讨会 2008.9.6

李少波教授100华诞庆典暨中医真气运行学术国际研讨会代表合影

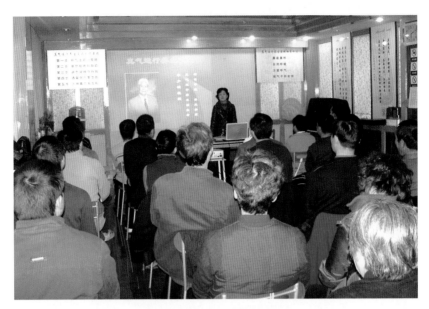

李天晓为学员讲授理论知识

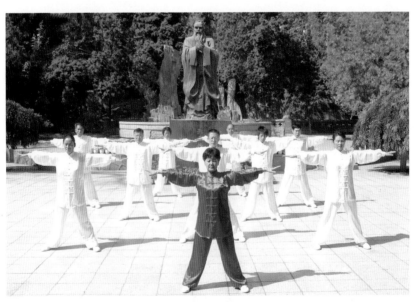

李天晓带领学员习练真气运行法动功

再版前言

作为策划编辑，我们先后策划出版了"真气运行三步曲"：《李少波真气运行法》《李少波真气运行针灸推拿实践》《真气运行学术创始人李少波传》。

这三本书出版发行以来，深受广大读者欢迎，被誉为中医养生的当代经典力作。

李少波先生先后担任甘肃省中医院针灸门诊主任和甘肃中医学院教授，被甘肃省人民政府授予"甘肃省名中医"称号。他根据《黄帝内经》创立了"真气运行法"，并制定了五个步骤，亦称"真气运行五步功法"，今称"真气运行养生实践"。1964 年，真气运行五步功法公布于世。1978 年，甘肃省卫生厅选择了李少波教授多年在临床运用的"真气运行医疗保健方法"作为科研项目，进行了长达五年之久的临床科学研究，证明其对多种慢性疑难病症都有显著疗效。历经近六十年的实践探索、发掘总结和临床检验，真气运行以其简明实用、效果显著的特点，赢得了医学界的认同和社会各方面的肯定。

应广大读者要求，我们对本社出版的《李少波真气运行法》做了修订再版，期待给更多读者带来中医的亲切温暖和真切实效。

本书策划编辑　刘观涛

2021 年 7 月

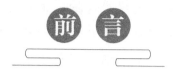

穷理尽性以至于命

真气运行学术体系的形成，历经七十寒暑。

笔者生于1910年。幼年时期体弱多病，濒临医药无效之境地。为了彻底改变体质，遂师承祖父所传吐纳导引之术，行气摄生，动静行修而自医。每日勤修苦练，并攻读中医学经典，悉志于岐黄、易、老之学，以印证自己实践所获得的知识。相互比照，无一不符。渐悟医源于道，道本于一，一者宇宙精神之本义。随着功夫的精进，自身的疾病日渐转愈，精力复常。便日复一日、年复一年，边实践、边探索，逐步体悟到宇宙万物，无不从先天生后天、后天养先天这一混元真气（生命能量）的规律，而保全自身，形神长存。为了保持人与自然的顺适和谐，必须以医理纠其偏，以道理保其正。

十年的自练自养，健壮了体魄，开悟了智慧，由病而医，由医而悟道，暗暗下定决心，沿着自己所寻求的道路勇往直前，进一步探索人体生命之真谛。1936年，笔者毅然离开故乡河北，西去川陕秦陇，游访名山大川，寻访贤哲名流，以期精益求精。

西岳华山挺拔峻峭，隐士陈抟以五龙蛰法睡功出名，而被誉为东方睡仙。身临其境，学练其法，实得抟聚内丹之真义。终南山老子讲经台参考《道德经》文，获太上修真秘要组字联语，阐释"玉炉烧炼延年药，正道行修益寿丹"之妙义。至紫柏山留侯庙，为张良师从赤松子修炼之处，得黄石公《素书》。悉心拜读，可与《道德经》媲美。并意外获得成都二仙庵王元惠号王半仙所著之书，以遂久慕夙愿。龙门洞为龙门派丘处机修真之所。龙门仙境，名不虚传，有缘游访，尽得全真心法。陇东崆峒山为道教第一山，相传黄帝曾在此问道于广成子，得其指点至道之精，至道之极，阴阳之原，合而为一之宇宙精神。天水伏羲庙等名胜遗迹遗风，无一不开阔自己的视野，仰慕上古人文始祖的无量功德。

笔者先后五年多时间，既寻访了名人高士，得到了修真秘旨，又潜心钻研医、道、儒、释及各家养生学理论。不辍苦练，实践出真知，古圣先贤所留训示、格言、修为结果，不断在自己身上体现，坚定着自己的意志。笔者锲而不舍地矢志追求，进一步认识到医道同源、人天一体、相互为用的医疗预防模式。《黄帝内经》中"人以天地之气生，四时之法成""人与天地相参也，与日月相应也"人天一体的整体观;《易经》无极生有极，是生太极，变易不易的宇宙观;《道德经》"道生一，一生二，二生三，三生万物"的自然观，成为自己修性固命、济世活人的指导思想。

1943年，笔者在甘肃兰州报名参加全国中医师选录考试，榜上有名。国民政府考试院为我颁发了中医考试及格证书，卫生部颁发了中医师证书。置身医林后，笔者由医己变为医人，在医学养生学实践过程中实现了转折，拓宽了深入研究人体生命科学的途径，提供了临床观察、验证自己多年实践的养生保健方法。在行医过程中，除钻研岐黄、易、老，追求自然与医学的最高哲理外，还积极学习西医，力图掌握相关的现代医学生理知识，以期古为今用、洋为中用。医不分中西，活人而已矣。是故关于真气运行法的研究，便取法于中西医结合的科学手段，专用真法治疗各种病证，用现代医学手段进行科学检查，证明真法治病均合乎生理、病理机制要求。

笔者在多年的行医实践中，面对众多患者，尤其是一些慢病、疑难病患者，用中西医手段施治，深感疗效不佳，便配合使用自己多年修炼的方法，教以姿势和调息要领，辅导患者实践，效果明显。特别是新中国成立后在甘肃甘南藏族地区工作期间，除门诊治病外，还深入基层推广针灸，并多次组织患者集体练功治病，都收到了满意的效果。笔者经长期观察发现，纯用此法，确有药物所不及的效能，故而更加坚定了以此法在医学界发挥作用的志向，而成为有病可治、无病可防的预防医学。

1962 年在甘肃省中医院工作期间，笔者根据多年实践、研究、临床使用所得，结合这一功法特点，遂将此法定名为真气运行法（以下简称真法），以有别于气功的概念。为此，院内特设真法治疗室，供笔者临床观察，总结病例，进一步研究。1964 年，第一篇有关真气运行法的论文《意守丹田及其他》见诸《甘肃日报》，在社会上引起了强烈反响。随后，真气运行五步功法的文字资料也在社会上广为散发，人们争相实践，受益者无不交口称赞。

1978 年全国科技大会后，真气运行法被列为甘肃省卫生厅的科研课题。由笔者牵头，组织力量，召集各种慢病、疑难病患者，由甘肃省中医院同武山疗养院派出工作人员协助，在该院纯用真气运行法治疗观察。1979 年笔者调往甘肃中医学院（现甘肃中医药大学）工作，学院成立了真气运行研究所，继续这项科研。笔者组织患者，以 3 个月为一期，连续临床观察，进行科研。用精密的科学仪器检查，针对不同疾病所取得的各种数据均表明疗效明显。在防病治病、健身延年方面的独特作用都得到了验证。例如，通过练功，可提高淋巴细胞转化率，提高机体免疫水平，激发自身潜能，进而防病治病。再如，练功可使皮质醇含量显著降低，生命节律减慢，从而延年益寿。1983 年，该课题获甘肃省卫生厅临床验证科技二等奖。同时，江西省中医药研究院进行了"真气运行法诱生干扰素"的课题研究，经5年多的临床观察，所得结论表明，真气运行法对肿瘤确有治疗作用。

1979年，笔者所著的《真气运行法》由甘肃人民出版社出版，受到了社会各界的欢迎和好评。数次重印、再版均销售一空。该书曾荣获全国新长征优秀科普作品三等奖、甘肃省新长征优秀科普作品一等奖，中共甘肃省委、甘肃省政府授予优秀图书奖。

1980年以来，真气运行法得到了更大程度的推广，影响日趋扩大。1992年，经甘肃省科委批准，兰州李少波真气运行研究所成立，使真气运行学术研究步入正轨。1994年，中国民间中医医药研究开发协会真气运行研究专业委员会在杭州成立，标志着真气运行学术研究已走向全国，并向东南亚及欧美延伸。1995年，拙著《真气运行论》由甘肃文化出版社出版，真气运行理论研究又迈上了一个新的台阶。

抚今追昔，真气运行学的形成与发展历经沧桑。初期自练自养，尚不得其名，后经十多年的科学研究、专题治疗，经过实践、认识、再实践、再认识的过程，形成今天这样一个比较完整的体系，深感欣慰。尚希将这种自练自养、勿药而愈、健身延年的方法惠及天下。

1999年90寿辰时，笔者之《真气运行学》脱稿，将天然真一之学奉献人民，了却平生夙愿，真乃一大幸事。该书在谋篇布局上，首先从实践入手，介绍静功、动功功法，力图使读者易懂易练。真气抟聚法实践则旨在使潜心实践者练通任督后，以此法继续修炼，直指上乘。静极生动、动极复静、动静相育、阴阳五行之理尽在其中。为方便入门，在功理功法介绍中，努力剔除历代各家的众多隐语，留精取正，规范过程，将隐语术语统一简化，以自己实践研究符合人体生理者为依据，用西医学和中医学的观点做明白解释，提高透明度和条理性。其中自然呼吸、注意呼气，是真气运行法所独有的调息方法，更是功理功法的关键所在。全书对真气运行理法从不同角度进行了阐述，不免有些重复的引文，但每引用一次又赋予一次新意，加深一层理解。

笔者数十年如一日，穷理尽性，深入探索，实践总结，聊以自慰的是获得了生命科学的新信息。所谓"道一而已"，这个"道"就是性命至理，"一"就是真气，人体生命能量。这样一个简易的道理，在古人的经典里却是叶里藏花，若明若暗，使人难窥门径。而古往今来，凡言性命学说者，未有不归结为真一之气的修养功夫。《真气运行学》试图揭开古人藏而不露的隐秘，使真相大白于天下。"了得一，万事毕"，望读者诸君体悟个中道理。

毕生由病而医，由医悟道，医道同参，相互为用。医曰祛疾，道曰养生，都是根据自然法则和生命活动规律而发挥各自的作用。祛疾以利保生，养生实为防病，名二实一，皆为保持真气的旺盛运行，求得形与神俱。执医五十余年，深感医生等待病人就医，所起的作用有限。众多医疗机构和大批医务人员，始终控制不了疾病的发展。不少人长期受着疾病的折磨，痛苦地挣扎着残生。家人为之苦恼，社会为之增加负担。古人提倡的治未病，即预防为主的思想，正是人民群众的迫切需要。有鉴于此，故将数十年来自救的方法用以救治众人，秉承祖父之遗志，希望人们自力更生，而远疾谢医，且对中医理论的一点发挥，作为对人类健康事业的贡献。自修数语，以抒医人天职之情怀。

无中生有耄耋年，自名真一号天然。
生性孤僻远世俗，穷理尽性六十年。
世路崎岖坦然过，人情冷暖一笑间。
四时气候慎调摄，急风骤雨避自安。
养生贵在中和意，情志偏激损天年。

恬惔虚无培真气，神不外驰邪不干。

真气真法真传授，真功真练真通天。

真气运行百脉畅，抟气致柔方结丹。

医己医人数十载，奉献世人保天年。

古圣经传皆一义，大道无为法自然。

阴阳冲和为一体，物竞萌发辟地天。

乾坤交泰生万物，数理变化统真诠。

无有有无无生有，来去一贯三生缘。

老庄缘督以为经，直将后天返先天。

个中消息谁识得，牵转牛魔过阳关。

三关路上多险阻，腰肾酸楚似汤煎。

夹脊负重心烦闷，攻克须凭意志坚。

玉真上关号铁壁，头昏脑胀紧相连。

忽然一声风雷吼，风清月明换新天。

五气朝元三花现，皎皎冰轮映泥丸。

前三后三成一贯，一息上下任督环。

心情愉悦皆欢喜，形体飘飘似逸仙。

真法赐我再生力，顿悟我使不由天。

时刻不离无字经，返还相会在混元。

编者

2010 年 1 月

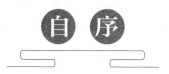

自 序

关于研究人体生命的科学，古谓性命学说，今称人体科学。它既是一门古典的实用科学，又是一门现代的边缘科学。健康长寿是人类永恒的追求，生命科学自然成为人们的热衷课题。

笔者自幼体弱多病，骨瘦如柴，各种顽症不时袭来，痛苦万分。无奈祖父遂教以吐纳导引之法，并授予《勿药元诠》一卷，令从中探索祛病求生之路。自此便数十年如一日，不断实践探索，反复发掘总结，除自疗治愈各种顽症、获得健康的体质外，还探索出一套增强生命活力、旺盛真气运行的五步功法，功程短而功效显著；在从事岐黄医学的实践中，经过反复应用于临床，对各种久治不愈的顽症都能获得满意的疗效，且有定期通督的特点；经过科学研究，也证实了这一方法的科学性，带来了人体生命科学的新信息。这是深感欣慰的。

根据《黄帝内经》积精全神、全真导气理论命名的强身治病、吐纳导引功法——真气运行法已于20世纪50年代形成初稿，当时油印再三，均被索一空，其受到各界的重视和支持。1979年拙作在甘肃人民出版社正式出版，更引起了国内外各界人士的极大兴趣。1980年以来，真气运行法得到较大规模的推广，国内20多个省市建立了各级真法研究组织，真法祛病延年、激发潜能的功效，受到越来越多人的实践验证。国外同仁对真法的实践研究热情同样异常高涨，新加坡还率先成立了真气运行学会，印度尼西亚、马来西亚、日本、韩国等地也不乏真气运行法的实践者。《真气运行法》一书"朴实无华，简明易学"，多次重印，畅销不衰，因而荣获全国新长征优秀科普作品三等奖，甘肃省新长征优秀科普作品一等奖，中共甘肃省委、甘肃省政府优秀图书奖；真法临床应用和科学实验的切实成效，作为省级科研成果还获得了甘肃省卫生厅临床验证科技二等奖。在真法大规模群众实践、临床观察和医学科学实验的基础上，学术研讨逐步深入，先后多次在兰州、杭州召开了全国真气运行学术研讨会。在各级政府和专家学者的关怀支持下，1992年在兰州成立了李少波真气运行研究所，继而1994年，中国民间中医医药研究开发协会真气运行研究专业委员会在杭州隆重成立，标志着真气运行的学术研究和推广步入了一个新的发展阶段。1995年，在《真气运行法》一书的基础上，笔者搜集平日所撰论文，整理成《真气运行论》出版发行，也得到了海内外广大读者的好评。

经过长期的发掘、研究和总结，拙著《真气运行学》于90寿辰脱稿，分别于2000年和2002年在新加坡和国内出版发行。该书分上、下篇及附篇。上篇以增强生命活力、完整有序的动静功法系列和系统的真气运行法理论，构建了真气运行学说的基本体系；下篇穷究"三圣道"理论、天人一际的哲学底蕴，将真气运行学说根植于灿烂的五千年华夏文化之中，理论体系渊源有自。附篇再以数据翔实的临床总结、实验研究和病例实践、体会为验证，上下呼应，前后印证。理论指导实践，实践检验理论。力求简明系统、通达透彻地为真法实践者、养生爱好者献上一份穷理尽性、人生实践的实用教材，也是对自己毕生从事的中医学事业的一份真情回报。近日，喜闻中国中医药出版社在《真气运行学》的基础上，重新整理编印出版，深感欣慰。在表示谢忱的同时，希冀真气运行法惠及更多的人，在"上工治未病"，构造和谐社会等方面尽绵薄之力。

六十余年的精勤求索和群众性防病治病、养生保健实践的检验，真气运行理法不啻是一个行之有效的强身祛病锻炼方法，它既是沟通人与自然、穷理尽性、修性固命的根本大法，又是验证中医理论、探索人体生命奥秘的一门学问，是"三圣道"理论指导下的生命科学的结晶，对振兴中医、丰富传统性命学说也有现实价值和深远意义。虽说"道可道，非常道"，然而以人生实践为基础、东方哲学为准绳的真气运行学说实践和理论的总结提高，遵循自然法则，体现生命活动规律，既有利于健康幸福的人生，又能始终不离自然大道，显然是一件很有意义的工作。

探索天人大道，古有"言语道断，心行路绝"之弊。尽管做了多方面的努力，但对广大读者来说难免还有不尽辞意之感受。切身的修炼才会有真切的体悟，还希望读者诸君在实践中感悟。限于水平，不足之处，尚乞读者指出。

李少波

2010 年 1 月

真气运行学凝聚了父亲一辈子的心血

——兼谈对真气运行学的粗浅认识

　　早在20世纪世纪50年代，父亲在临床就运用真气运行法治病。经临床验证、科学研究和普及推广，相继编纂出版了《真气运行法》、《增订真气运行法》、《李少波真气运行法》（1993年版）、《真气运行论》和《真气运行学》等专著，形成了完整的真气运行学术体系。

　　一个人一生中如果做出一件有益于国家、民族和人民的事，而且让人们永远记住他的名字，应该说就是一个不平凡的人。我认为，父亲李少波就是这样一个既平凡而又不平凡的人。

　　依稀记得还是在孩提时，父亲在甘南的卓尼县医院工作，每天除门诊上班外，早晚总是在闭目静坐，一坐就很长时间。夜晚人们都入睡了，他还在灯下翻阅厚厚的古书，时不时还写些什么。那时我不明白父亲在做些什么，只知道他是个医生，经常有人找他看病。以后他调往兰州，先后在甘肃省中医院和甘肃中医学院（现甘肃中医药大学）工作、任教。这时我们也都参加了工作，各自忙自己的事，除节假日看望他一下外，对他的工作都不太注意。直到1979年，他的第一部专著《真气运行法》由甘肃人民出版社出版发行，我才明白父亲这些年来在忙些什么。就在这部书出版前的1978年，甘肃省卫生厅选择了父亲多年在临床运用的真气运行医疗保健方法作为科研项目，进行了长达5年之久的临床科学研究，证明该法对多种慢性疑难病症都有显著疗效，该项目于1983年获甘肃省卫生厅临床验证科技二等奖。之后他的专著又获得了全国新长征优秀科普作品三等奖、甘肃省新长征优秀科普作品一等奖。由于读者欢迎，社会反响热烈，他的著作多次重印、再版，印量达一百多万册。经修订、补充成书的《增订真气运行法》《李少波真气运行法》（1993年版），又相继出版发行，同样受到社会和广大读者的广泛欢迎。《李少波真气运行法》（1993年版）获中共甘肃省委、甘肃省人民政府优秀图书奖，国家优秀图书奖。父亲也作为对社会有贡献的专家，被遴选为甘肃省第四届和第五届政协委员而参政议政。

实际上早在20世纪50年代，父亲除自己实践外，就已在临床运用真气运行法施治病人，逐步积累资料，并根据《黄帝内经》理论，研究其治病防病的机理。因为他年轻时身患多种顽疾，医药无效，是曾祖父用家传的"吐纳导引"术，挽救了他的生命。也就是在这个时候，父亲立下了学医向道的宏愿，从故乡河北，西去川陕秦陇，寻访贤达名流，以使自己功夫精进，并探索"吐纳导引"的理论渊源及具体内蕴，力图用医学科学的概念把所学方法规范化，让现代人容易理解且方便操作。经过多年的研究，他将这一方法正式定名为"真气运行法"，并制定了五个步骤，亦称"真气运行五步功法"，今称"真气运行养生实践"。之所以以《黄帝内经》真气与真气运行概念命名，是为了区别所谓"气功"的概念，避免混乱。1964年真气运行五步功法公布于世，《甘肃日报》以"意守丹田及其他"的标题发表了他的署名文章，文章引起了社会的极大关注，咨询者络绎不绝，学练者不计其数。当时，甘肃省和兰州军区的不少领导同志也都学练，并取得了可喜效果。

1978年全国科学大会召开后，真气运行养生方法又得以大力推广。在父亲工作的甘肃中医学院，成立了真气运行研究所，开展基础研究和临床验证，积累资料。同时全国十多个省、市举办了真气运行讲习班，所到之处，人们都对这一方法赞不绝口。1995年，父亲的专著《真气运行论》出版发行。全书以中医理论为基础，阐述了人体生命活动的物质基础和达到人体生理有序化的手段，以详实可靠的实践资料，旁征博引，从理论指导实践、实践验证理论的高度，揭示了人体生命奥秘。从"法"而上升到"论"，昭示着他的学术研究又进入一个新的更深的层次。1999年，在父亲90岁的时候，又一部力作《真气运行学》问世，在国内外相继出版发行。从"法"而"论"，从"论"而"学"，不仅是学术思想的升华，而且标志着真气运行已成为一个完整的学术体系。

真气运行学术的创立，为弘扬中医学、丰富中医学宝库做出了重大贡献。在"上工治未病"预防医学、中医经络学说的研究，以及解决"看病难""看病贵"等社会问题方面都有积极意义。

真气运行学术的创立，是父亲矢志不移、锲而不舍实践和研究的结果，凝聚了他一辈子的心血。窃以为这不仅是他继承父祖的遗志，把祖传的养生修真秘旨以医学的思想和语言表述了出来，更重要的是为弘扬中医学，丰富中医学宝库做出了重大贡献。

1. 父亲在"上工治未病"预防医学方面做出了贡献。华夏民族是最先懂得预防疾病的民族，提倡未病先防，既病防变，治病求本，标本缓急。长沙马王堆3号墓内发掘的《导引图》，真实地反映了2200多年前，我国人民锻炼身体、防病治病的生动情景，体现了古之医道"防重于治"的思想。中医学经典《黄帝内经》更是强调预防医学，《素问·四气调神大论》提出："圣人不治已病治未病，不治已乱治未乱，此之谓也。夫病已成而后药之，乱已成而后治之，譬犹渴而穿井，斗而铸锥，不亦晚乎。"《素问·八正神明论》曰："上工救其萌芽……下工救其已成，救其已败。"这些论述强调的就是无病先防，有病早治。这种具体的预防医学思想是世界医学文献上的最早记载。父亲通过研究探讨认为，《黄帝内经》长期以来指导着养生保健、防病治病的理论和实践，故而被后世医家誉为"真经""至道之宗，奉生之始"，更是"释缚脱艰"的不易经典。然而，究其根本，无论是防病于未然，或顺应自然、延年益寿，关键的一点还是在于人体的真气。他所创编的真气运行养生实践方法，其根本目的就是培养真气，扶正祛邪，有病治病，无病防病，抗衰延年。父亲经常讲，我们的祖先非常重视摄生，首先提出上工治未病、不治已病的预防思想。如能遵照这种修养方法，即可乐享天年。可是，自隋唐以来，养生保健由盛渐衰，清代以后便无声无息地消失了。究其原因，一是社会形势变得复杂了，人们忙于生产、社交、建设和战争等，无暇从事静养生息。尤其道教、佛教形成后，修真养性的事，便成为僧道的专业。二是生齿日繁，物质日渐丰富，生活日渐多彩，特别是城市的发展，吸引人们离开了大自然的怀抱，衣食住行的安逸舒适使人们自身抗病的能力下降，众多的人便乞灵药物，于是医生增多，药房增多，医药事业兴盛了起来。如今，医药事业在全世界已非常发达。医者只追求治疗的工巧，却忽略了未病先防的预防思想。医药治病尽管有一定的效应，但对健康长寿则显得不足。随着药品的日趋增多，杂药乱投，多服久服而引起了医源病和药源病。鉴于此，在文明先进的地方，正兴起慎医慎药，提倡健身自疗思潮。如何发挥人体的潜能，采用自控、自调、自我修复、自我建设，勿药而愈的方法，就显得非常重要。父亲所创编的真气运行养生实践方法，充分体现了"上工治未病"这一预防医学思想。人们如能依此去锻炼，假以时日，真气便在人体中循经运行，克期通督，由后天返先天，恢复再生力，有病治病，无病防病。大凡实践者，都能感到体内各种生理变化，从而中医理论中的阴阳学说、藏象学说、经络学说、气化学说都能得到验证，是实实在在的中医预防医学。为此，父亲呼吁医学界应认真研究、发掘和总结《黄帝内经》的养生学理论和方法，使之发扬光大。他明确提出，无病先防是《黄帝内经》的重要精神，也是中医学的核心。只有抓住这个根本问题，才不至舍本逐末。这对振兴中医学、提高国民素质将产生不可估量的影响。

2. 父亲在经络实质的研究方面做出了贡献。经络学说是研究人体经络系统的循行分布、生理功能、病理变化，及其与脏腑相互关系的一种理论学说，是中医基础理论的重要组成部分。它同阴阳五行学说、藏象学说等共同构成了中医学的理论基础。关于经络实质的研究，自1958年以来，在全国广泛推广和研究针刺麻醉工作中，各地都做了大量临床和科学实验工作，积累了不少宝贵资料，对经络现象的客观存在已基本肯定，但经络实质的探索一直没有重大进展。从1984年起，中国原子能科学研究院、中国科学院高能物理研究所和安徽中医学院（现安徽中医药大学）针灸经络研究所合作，用核技术研究经络实质，证实了确有物质和信息沿经络路线传播，经络传播有确定的方向和速度，与中医经典经络理论是一致的；人体的气血运行呈波动状态，并且为气血运行提供了流量、流速、周期等5项参考数据。实验结果不但显示出了经络的位置，而且在手厥阴心包、足太阳膀胱、手少阳三焦等3条经脉上，观察到了经络走行的方向和大分子沿经线传播的速度。从部分实验数据中，还可以明显看出大分子沿经线运行时有波动的现象。实验还证实，经络系统既区别于神经，又不同于肌肉，是一个基本的物质、能量交换系统。这项阶段性成果，为经络研究提供了一些初步的但很重要的定量数据，对统一经络理论、提示经络实质和中医理论研究有促进性作用。尽管这样，对于经络的实质问题，还是没有一个定论。

在国内尚未开始经络实质探讨研究的时候，早在 1962 年，父亲通过真气运行的临床观察和实际疗效，就开始重视经络实质这一重大的中医课题研究。他认为，在机体中起重要作用的生命动力当数真气，经络是人体真气运行的通路，真气运行的路线方向和动态，对经络问题的研究启发是很大的。明·李时珍《奇经八脉考》云："内景隧道，唯返观者能照察之。"这一著名论断亦说明通过养生实践锻炼，达到"返观内照"境界后，所能体验经络活动的情况。同时父亲还指出：经络，《黄帝内经》称为经隧。它是由各个组织间大小不同的隧道所构成的。如肌肉、筋骨、神经、血管、腺体等，既有严密的分工，又有互相协调的作用。这些组织只有依赖于经隧中源源不断的真气运行来赋予其能量，才能有节律地运动，以达到生理要求。真气运行养生实践方法，就是以培养真气、贯通经络作为增强和恢复生理功能的主要手段。在真气运行实践中，任脉、督脉一通，全身各条经络相继都通。真气沿着经络路线，内通五脏六腑，外达四肢百骸，给机体的每个组织系统提供充分的能量，从而使新陈代谢旺盛，增强机体的生理功能，生命力日益强盛，自然就会增进健康，预防疾病。古今医家、养生家，无论是全真导气、药物归经、循经取穴、导引按摩，还是诊断治疗、预防疾病等，都是在经络学说的指导下制定的。据此，父亲直截了当地提出，经络学说是中医指导临床的一个重要内容，而真气运行才是经络活动的实质。进一步解释为，真气是生命的能量，经络则是真气的通路，二者是互相依存的。如果忽略了真气运行，经络活动就失去了物质基础，对经络的实质也就无法认识清楚了。父亲对经络实质的认识，是基于亲身实践和临床观察的，在中医界尚属首倡。其独到见解尽管在今天还没有被更多的人所认同，但相信终有一天会成为中医理论中的鲜活内容。

3.父亲在解决"看病难""看病贵"等实际问题和构建和谐社

会方面作出了贡献。医学科学的发展，使得医学模式已由生物医学向生物、心理、社会和环境相结合转变，医学观念亦已由治愈疾病向预防疾病和提高健康水平方面做出方向性调整。无论在东方，还是西方，人们开始关注沉寂已久的中医"治未病"这一古老的医学哲学思想。这是21世纪医学变革的主流，是时代的要求，历史的必然。新中国成立以来，国家从已病防变，争取及早治疗，防止疾病的发展与转变出发，积极贯彻"预防为主，防治结合"的卫生方针，做了大量卓有成效的工作。但就整体来看，"预防为主"的思想并没有被广大群众所认同，人们普遍沿袭着有病找医生、有病吃药的习惯。我们不能否认医药对治疗疾病的效用，同时我们也不能否认随着药品的日益增多而引起的医源性病和药源性病。时至今日，医疗卫生事业发展的速度和规模都是空前的，但众多的医疗机构并没有控制住疾病的产生与发展，病种越来越多。不少人长期受着疾病的折磨，痛苦地挣扎着残生，家人为之苦恼，社会为之而增加了负担。"看病难""看病贵"更是当今突出的社会问题。如何解决这些民生的大问题，党的十七大高屋建瓴地提出"人人享有基本医疗卫生服务……病者有其医"，国务院前副总理吴仪在2007年全国中医药工作会议上也郑重提出了"上工治未病"的重要理念，并讲自己退休后要学习中医，其良苦用心，更是说明了弘扬中医学、发扬中医学在构建和谐社会、为全民健康服务的重要作用。

无论是"上工治未病""预防为主"理念的落实，还是解决"看病难""看病贵"的社会问题，都要有一整套行之有效的方法，正如过江河需要舟楫，否则难以到达彼岸。古往今来，国内外的研究都证明，人们要摆脱疾病的困扰，达到健康长寿的境界，主要还是靠每个人的修养和锻炼。除有一套符合自然规律和人体生理规律的生活养生习惯外，还得有一个积极主动的养生锻炼方法，特别是为了有效地避免"药源性病""医源性病"，更得有一套科学实用的养生治病法则。经过多年的临床实践证明，父亲所创的真气运行学说和该学说的基础——真气运行养生实践，无疑是解决这些问题的金钥匙。该实践方法以符合人体生理的调息方法入手，有效地培养人体赖以生存的真气，使之旺盛运行而贯通经络。通经络的过程就是治病的过程，而经络通畅，则人体健康并减少生病的可能。正如《黄帝内经》曰："恬惔虚无，真气从之，精神内守，病安从来。"只有培育人体自身真气，真气充足，才可以贯通经络，使人体阴阳和合，五行顺理，所谓"通则不痛，痛则不通"。自20世纪50年代至今，真气运行养生实践已有半个多世纪的推广历程，验之以临床，证之以生理，充分证明该实践方法对治疗各种慢性疑难病症均有显著疗效，对于提高人体免疫水平、降低内分泌皮质醇含量亦有明显作用，同时能诱发人体干扰素的生成。人们只要坚持锻炼，就可以远疾而谢医，享受健康无病的愉悦。通过锻炼，还能陶冶人的情操，改善人的心态，对维护和睦的夫妻关系、家庭关系和社会关系等方面都有着重要作用。

在普及推广真气运行实践方法的过程中，我们亲眼目睹了不少人经过锻炼，多年病痛得到治愈的情景。无论是国内还是国外，每期培训班结业，好消息不断传来：多年的慢性肝病患者经过锻炼，各项指标趋于正常；多次中风、不能站立的患者能站立行走了；医学上的难题硬皮病患者的硬皮一点点地消失了；心脏病、高血压、糖尿病患者的病情都有明显改善，等等。我们在分享患者治愈疾病快乐的同时，深感真气运行养生实践方法的神奇。正如我国已故中医泰斗、原全国政协委员、卫生部中医药管理局局长吕炳奎先生所讲："真气运行是人体生命运动的主要功能，如果能掌握其全部运动规律，则人类的生命可以由自己来掌握，可以达到健康无病长寿的境界。"

真气运行学术的形成经历了漫漫岁月，凝聚了父亲的心血。要继承父辈所创的事业，继续加强学历及实践方面的研究与开发，使之为人类的健康服务，为构建和谐社会发挥积极作用。

父亲生活俭朴，从不追求物质享受；处世随和，随遇而安，顺乎自然。但对自己的学术追求，始终以"咬定青山不放松"的精神，达到近乎痴迷的境界。为了研究真气运行学术，他在退休后积极创造条件，申请成立了兰州李少波真气运行研究所，亲任所长，还担任中国民间中医医药研究开发协会真气运行研究专业委员会主任委员。他不顾年龄高迈，在国内外亲自讲学，甚至在百岁高龄还参加一些社会活动。他所做的一切像一个无言的师长，在不断教诲着我们；日积月累，潜移默化，深深地影响着我们。如今，他把学术研究与事业发展的接力棒交到了我的手里。我在深感荣幸的同时，也知道责任重大。这也是自己应尽的义务，是作为子女的本分，唯有以父亲为榜样，勤恳工作，潜心钻研，不辍实践，维护学术形象，保证真气运行事业健康有序发展，造福更多的民众，才是父亲所期望的。

经过半个多世纪的实践探索、发掘总结和临床检验，真气运行法以其简明实用、效果显著，赢得了医学界的认同和社会各方面的肯定。这些都为我们今后开展工作奠定了扎实的基础。

抚今追昔，真气运行学术从父亲研究探索的艰辛到形成体系惠及民众的快慰，经历了漫漫岁月。展望未来，真气运行学术定会以它在医学领域的独特地位和作用，而产生更加积极的社会影响。我们要继续加强临床科研和基础研究，使之逐步进入中医院校和医院；要继续加大宣传推广力度，使之为更多人的健康服务；要继续坚持真气运行学术的纯洁性、严肃性和医学科学性，坚持科学发展观，反对歪曲学术、另搞一套的做法；要继续保护好真气运行学术知识产权，利用法律手段，打击一切剽窃学术成果和以此牟取私利的不法行为。

大道圆融，真气运行将沿着自己的轨迹"周行而不殆"，这是历史发展的必然趋势。真气运行学说作为中医学的重要内容，其源于华夏文化的深厚底蕴及实用效果，必然会得到全世界的认同。近些年来，真气运行养生实践的普及推广在国内外都呈现越来越兴旺的势头，而且要求办培训点的地方也日趋增多，我们要大力扶持。凡是有利于真气运行事业健康发展的，我们都要支持，人民群众的健康和福祉就是硬道理。

曾几何时，人们谈"气"色变，一谈"气"，就和"气功"联系了起来。我们要从这个认识的误区走出来，不能陷入形而上学的泥淖。中医讲究气血，不谈气，何以谈医？不谈气，又何以谈人？我们谈气，所谈的是人体真气和真气运行；我们谈人，谈的是人体生命科学。我们要从人体生命科学的高度出发，继续加强真气运行学术及真气运行实践方法的研究与开发，使之为人类的健康服务，使之为构建和谐社会发挥积极作用。只有如此，才能对得起父亲几十年来的心血；只有如此，才能对得起我们的祖先所留下的宝贵财富。

李天晓

2010 年 1 月

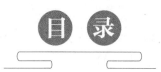

目 录

第一章　真气与真气运行
——生命活动的核心

　　几千年来，我国劳动人民在改造大自然的实践中，为战胜疾病、保健强身，积累了极为宝贵的经验，形成了独特的医疗、养生体系。古代中医经典《黄帝内经》在论述摄生、阴阳、藏象、经脉等篇中提出的防病治病养生理论，是符合在大自然中人体生命活动辩证规律的。它一方面肯定了人体对物质世界的依赖关系，"吸天阳以养气，饮地阴以养血"。同时，又强调主观因素的决定性作用。如《四时调神论》中的"节饮食，适劳逸""不治已病治未病"；《上古天真论》中的"虚邪贼风，避之有时"，等等。这些都是日常生活中应该注意的保健方法。在诊断治疗方面，则注意从身体各组织系统之间、精神与器质之间的互相制约、互相依存的整体性中去观察问题和处理问题，把大自然和人体看成是一个不可分割的整体。讲求"法于阴阳，和于术数"，知"七损八益"，以及四时调摄等方式方法。了解自然，进一步利用自然，以达到"阴平阳秘，精神乃治"的保健、预防目的。

　　人体活动需要能量，中医学叫真气，它是生命活动的物质基础和动力源泉。旺盛的真气运行既是生命活力的体现，又是抗病免疫、健身延年的功能保证。培养真气，促进真气运行能充分调动人体内的本能力量，有效地和疾病衰老作斗争，从而达到健康长寿的目的。所以身体和真气的关系也可简单描述为：真气充足身体健康，真气不足身体衰弱，真气消失生命结束。根据现代生理解剖学观察，人体内蕴藏的潜力是非常巨大的。尤其是我们生活的文明社会提供了发挥这种本能的非常优越的客观条件，我们应该充分利用这些条件，最大限度地发挥保健养生的主观能动作用。据现代医学科学研究记载，人的大脑神经细胞有 100 亿～ 150 亿个，而这些神经细胞中处于积极活动的不过十几亿个。就是说，有 80%～ 90% 的神经细胞处于相对静止的状态，不参加活动。如果其中有一部分发生故障的话，整个神经系统仍能照常工作，不受什么影响。如果按照一定的周期，使它们有节奏地启闭运行，和中央心脏交替作用，这对生命的作用将是非常巨大的。又如一个人的肺泡约有 7.5 亿个，接触呼吸的总面积约有 130 平方米。但是一般的人，并不是将这么多的肺泡都利用了的，特别是不运动的人，好多肺泡因长期不用而萎缩。锻炼真气运行法稍有成就的人，每分钟只要呼吸 4～ 5 次，反而头脑清醒，生机旺盛，这就是调息有节律地调动肺泡积极参加运动，促进真气运行的缘故。但是，人体内在的这种巨大潜力，通常人们并不认识它，很少有人利用它。结果，许多人对这些潜力不知发挥，而处于神经萎缩、肌肉饥饿、肺泡废弃等不正常状态，形成早衰。在一般情况下，通常人到 25 岁以后，人体代谢过程的活动逐年衰减，特别是心血管和神经系统的变化，限制了很多人的工作能力和生命。人类对此无能为力的状况应该改变，也是可以改变的。问题就在于掌握生命本源的规律，增强和发挥人体内在的功能活动，由适应内外环境而驾驭内外环境，达到身体健康，以更多的精力来为人民服务。那么促使细胞新陈代谢的动力又是什么呢？就是从循环系统不断地供应养料和氧气，通过细胞的代谢变化而产生的能量（即气化作用）。这个能量就是我们所说的真气。根据中医理论，真气在人体内的集中和运行，是有一定的规律和路线的。它沿着特有的路线有节律地充养全身，赋予各组织细胞生命活力，这就是十二经、十五络、奇经八脉的活动实质。胎儿在母体内不能直接摄取氧气和养料，必须由母体通过脐带输送给胎儿。胎儿受到先天真气的推动、营养而生长发育，由胚胎形成一个完整的人体。先天真气集中运行于任督二脉，为生命动力之大源。人在出生以后，开始了外呼吸，用后天的生活形式代替了先天的生活形式。嗣后由于外感六淫、内伤七情、饮食失节、劳伤等，先天真气运行的道路便逐渐滞塞，甚至不通。这就使人体正常的真气运行受到影响，身体逐渐衰弱，疾病乘虚而入，未老先衰。所以，根据生命的形成、生长的规律，注意后天调摄和锻炼，培养本元，恢复先天真气运行，就可以充分发挥机体的内在活力，增强自我修复、自我建设的本能，这才是抗病免疫、保健延年的最根本的办法。真气运行法就是根据阴阳互根、动静相育、体用并存、保持动态平衡生理的需要，用特定的方法，凝神调息，培养真气，贯通经络，促进细胞的新陈代谢，加强大脑皮层的自调能力，以恢复先天的生理机制，旺盛真气运行，所以具有良好的保健养生功效。真气是人体生命活动的物质基础和动力源泉，故可概称为生命活动的能量。古人把精、气、神称为人身三宝，对精、气、神三者的调摄极为重视。如《素问·上古天真论》就有"呼吸精气，独立守神"，"积精全神"，用以祛病延年的论述。精，禀受于先天，与生俱来，为生命起源的物质。所以《灵枢·本神》说"故生之来谓之精""万物化生必从精始"。精在人的生理活动过程中不断地被消耗，需后天饮食所化生的精微，下归于丹田，不断予以补充和滋生，从而维持生命。神即神态、知觉、活动等生命活动的主宰，是内脏功能的综合反应，是气化活动的体现。职司是调节管制机体内环境的生理、生活机能，自我调节，自我修复，自我建设，并适应外界环境而生存。真气是生命的动力，五脏六腑、四肢百骸之所以能正常地工作，各尽职能，就是依靠真气温养赋予能量。否则，就没有精的再生，也就神去身亡了。在后天的生活中，为了保持身体的健康，为了积精全神，首先应以培养真气为主。

真气有先天和后天之分。先天之气是随着生命而来的，是由元精化生出来的，所以也叫元气。人在生活过程中，元气不断消耗，因此必须得到后天之气不断地补充，才能够化源不绝。后天之气是由口鼻摄取的氧气和养料

（古称阳精阴精），随着血液循环到达组织间隙被细胞摄取后，在氧化过程中产生的热和能，为人体生命的物质基础和动力源泉。故《灵枢·刺节真邪论》说："真气者，所受于天，与谷气并而充身者也。"

《内经》认为，真气（元气）是先天元精化生，发源于肾，藏于丹田，借三焦之道通达周身，推动五脏六腑等一切器官、组织的活动。真气所在部位不同，表现出来的功用也不一样。为了便于言说，古人就给它定了一些不同的名称。"气在阳即阳气，气在阴即阴气，在胃曰胃气，在脾曰充气，在里曰营气，在表曰卫气，在上焦曰宗气，在中焦曰中气，在下焦曰元阴元阳之气"。在经隧的叫经气。《素问·离合真邪论》说："真气者，经气也。"说明真气的功用是多方面的。营气是行于脉中（血管）的精气，流溢于中，营养五脏六腑；散布于外，润泽筋骨皮毛。《灵枢·邪客》说："营气者，泌其津液，注之于脉，化以为血，以荣四末，内注五脏六腑。"卫气为阳气，熏于肓膜，散于胸腹，五脏六腑得到温养；外循皮肤之中，分肉之间，温养皮肤肌肉。《灵枢·本脏》说："卫气者，所以温分肉，充皮肤，肥腠理，司开阖者也。"又说："卫气和，则分肉解利，皮肤调柔，腠理致密矣。"因此，我们知道，卫气不但能温养内外一切脏器组织，而且具有保卫肌表、抗拒外邪的功能。宗气是饮食水谷和吸入的大自然之气相合化生而积于胸中之真气。宗气走息道司呼吸，凡语言声音、呼吸强弱，均与宗气有关。其次，是贯通心脉以行气血，凡气血运行以及肢体的寒温活动能力也与宗气有关。真气是在一定的物质基础上产生的，从胚胎时期以至发育成长，真气都是生命活动的根本动力。若能经常保持真气充足，那么身体永远是健康的，精神是充沛的。真气消耗而不能补充，身体也就渐渐衰弱了。《灵枢·天年》说："百岁，五脏皆虚，神气皆去，形骸独居而终矣。"真气消失，生命也就结束了。

真气在人体内就和空气充满空间一样，无处不有。因为它是机体各组织细胞生命的物质基础和动力，各组织细胞如果得不到真气的充养，便要衰退、死亡。《灵枢·营卫生会》说："人受气于谷，谷入于胃，以传与肺，五脏六腑，皆以受气。其清者为营，浊者为卫，营在脉中，卫在脉外，营周不休，五十而复大会。阴阳相贯，如环无端。卫气行于阴二十五度，行于阳二十五度，分为昼夜，故气至阳而起，至阴而止。"真气在人体内循经运行，随着呼吸运动按照一定的方向构成小循环和大循环。呼气时真气沿任脉下行至丹田，吸气时沿冲脉上行至胸，心肾相交，水火既济。待真气贯通督脉后，吸气时真气则由督脉上行至头，古时把这个小循环称为小周天。《灵枢·逆顺肥瘦》说："脉行之逆顺奈何？岐伯曰：手之三阴，从脏走手；手之三阳，从手走头。足之三阳，从头走足；足之三阴，从足走腹。"手三阴经在呼气时真气由胸走手，手三阳经在吸气时真气由手走头；足三阳经在呼气时真气由头走足，足三阴经在吸气时真气由足走腹。古时把这个大循环称为大周天。

真气在机体内运行不息，内自五脏六腑，外达四肢百骸。流转输布循经运行：寅时，自手太阴肺经开始；卯时，注于手阳明大肠经；辰时，注于足阳明胃经；巳时，注于足太阴脾经；午时，注于手少阴心经；未时，注于手太阳小肠经；申时，注于足太阳膀胱经；酉时，注于足少阴肾经；戌时，注于手厥阴心包经；亥时，注于手少阳三焦经；子时，注于足少阳胆经；丑时，注于足厥阴肝经。寅时，又由肺经开始，周而复始地进行生理性的功能活动。真气运行的规律和大自然的运动规律是分不开的。人在气交中生活，呼吸之间都受着大自然的左右，因此要了解自然、利用自然，不违背自然，才是于身体有益的。同时，也提供了和自然作斗争的有利条件和手段。真气运行与昼夜变化、寤寐也有关系。《灵枢·卫气行》说："卫气之行，一日一夜五十周于身，昼日行于阳二十五周，夜行于阴二十五周，周于五脏。"白昼气行于阳则寤，入夜气行于阴则寐。当然，这和日出而作、日入而息的生活习惯也是有关系的。常见有人违背了这个自然规律时，身体便感觉很不舒服。如果是真气运行法锻炼有素的人，遇到这种情况，利用少时的静息，便可消除疲劳，对工作、身体都是很有帮助的。在临床也遇到一些病人，自诉经常在某时发病，我们便根据这个时间，计算真气注于某个脏腑，再结合四诊八纲作出诊断，往往是符合真气运行规律的。五更泻又名鸡鸣泻，每日都在黎明时一定的时间排便，就是一个例证。一般认为本病是属于肾气不足、命门火衰，不能熏蒸五谷所致的一种证候。那么为什么要在黎明时排便呢？由于肺为肾的母脏，肾病日久，子病及母，肺亦受累。按真气传注时间，上午3～5时为寅时，传注于肺；上午5～7时为卯时，传注于大肠，肺与大肠相表里。在病理情况下，肺气虚弱致大肠的排便功能不全，在五六时之交，真气由肺经传注大肠经时，大肠经在生理上发生了冲动，因而产生了排便作用。根据这个征象，可以说明真气运行与时间是有关系的。又肺病日久，消耗阴液，多在下午5～7时呈现颧红、手足心发热等现象。原因是肾属水，肺为水之上源。经长期消耗，肾阴亏损，真气于酉时（下午5～7时）传注于肾经时，便出现了阴不恋阳、水亏火越的现象。再如针灸的子午流注按时开穴治病，《伤寒论》之某经病欲愈时在某至某时，以及近年来某些学者对自然科学研究所发表的"生物体内有时钟"等理论，都说明真气运行与时间的关系是极为密切的。

第二章　真气运行的通路——经络

　　经络学说是中医理论体系的重要组成部分，是研究人体生理活动、病理变化及其相互关系的学说，故《灵枢·经别》说："夫十二经脉者，人之所以生，病之所以成，人之所以治，病之所以起。"经络是人体真气运行的通路。明·皇甫中《明医指掌》说："直行者，谓之经；旁行者，谓之络也。""经"有经过及路径的含义，是纵行的干线；"络"是联络的意思，是经的分支，联系着阴阳各经。微小的分支叫孙络，密布于机体各部，起到通达真气的作用。

　　经络是沟通表里上下、联系脏腑器官的独特系统。关于经络活动实质的研究，早已成为医学上的课题。半个世纪以来，虽经过各种手段进行研究探索，都没有得出定论。因此有人说，是神经，是血管，是生物电，是比神经低级的传导系统，等等。但却忽略了机体中起重要作用的生命动力真气的作用。只要把真气运行法实践一下，了解了真气运行的路线方向和动态，便会对研究经络问题有所启发。明·李时珍《奇经八脉考》中关于"内景隧道，唯返观者能照察之"的著名论断，即是亲自实践"返观内照"养生功夫的结晶。

　　经络，《内经》称为经隧，它是由各个组织间隙大小不同的隧道所构成。如肌肉、筋骨、神经、血管、腺体等，既有严密的分工，又有互相协调的作用。这些组织之所以能够有节律地运动，必须依赖于经隧中源源不断的真气运行赋予能量，以达到生理上的要求。真气运行法就是以培养真气、贯通经络，作为增强和恢复生理功能的主要手段。由于经穴的周围存在着不同的组织器官，当针刺入经穴时，触动某一组织，那个组织就发出自己的讯号，因此就有酸、麻、沉、紧、胀、痛等感觉。根据临床实践，酸胀感是针体靠近或刺中筋腱的反应。如足三里穴在两筋之间，所以刺入时酸胀感特别明显，这和直刺经筋时所发生的酸胀感是一致的；麻及触电感是针体压迫或触动神经干的反应；深部刺痛是刺中血管，因交感、副交感神经密布于血管壁；刺之硬不能进针，是刺中骨骼；感到沉紧和充气感，才是真气活动旺盛的表现。这就说明，经络与各组织的关系是非常密切的。

所谓经是指直行而较大的十二条经隧，这十二经络和脏腑有密切的联系。如手太阴肺经、手厥阴心包经、手少阴心经，这三条经分布在手臂的内侧，叫手三阴，属里，由胸走手（真气的动向）。手阳明大肠经、手少阳三焦经、手太阳小肠经，分布在手臂的外侧，叫手三阳，属表，由手走头。足阳明胃经、足少阳胆经、足太阳膀胱经，分布在腿的外侧和后侧，叫足三阳，属表，由头走足。足太阴脾经、足厥阴肝经、足少阴肾经，分布在腿的内侧，叫足三阴，属里，由足走腹。这十二条经称为正经，首尾相接，真气运行其间，如环无端。另外还有八条叫奇经八脉，是十二经传注的纽带。它们的名称是：督脉、任脉、冲脉、带脉、阴维、阳维、阴跷、阳跷。如果把十二经比作大河的话，那么奇经八脉就可以比作湖泽。故明·张介宾《类经》说："经即大地之江河，络犹原野之百川也。"十二经中真气的盛衰，要靠奇经八脉来平衡，其中尤以任督二脉最为重要。任脉在身前正中属阴，总领一身之阴经；督脉在身后正中属阳，总统一身之阳经。因此滑伯仁《十四经发挥》把任督二脉和十二经合称为十四经。在真气运行法实践中，任督脉一通，全身各条经络就先后都通了。在每条经络上，还分布着许多真气较为活跃的部位，即腧穴。这就是经穴的由来。

所谓络有十五，横行于阴经、阳经之间，为十二经表里配合联系传注的纽带。络之细微者叫孙络、浮络，就像网那样遍布全身。

　　真气运行法就是通过一定的方法，使真气沿着经络路线，内通五脏六腑，外达四肢百骸，给机体的每个组织系统供应充足的能量，从而使新陈代谢旺盛，增强机体的生理功能。生命力日益旺盛，自然就会增进健康，预防疾病。《灵枢·经脉》说："经脉者，所以决死生，处百病，调虚实，不可不通。"李梴在《医学入门》中也说："医者不明经络，犹人夜行无烛。"古今的医家对于全真导气、药物归经、循经取穴、导引按摩、诊断治疗、预防疾病等，都是在经络学说指导下制定的。经络学说，是中医指导临床的一个重要学说，然而真气运行才是经络活动的实质。真气是生命的能量，经络则是真气的通路，二者是互相依存的。所以说经络的活动实质是真气运行。如果忽略了真气运行，经络活动就失去了物质基础，对经络的全面认识也就无法研究清楚了。经络在人体内是客观存在的，通过真气运行法的锻炼，可以证实其真实不虚。用针灸疗法能祛除疾病，也可以作出科学的说明。

第三章　真气运行五步功成

　　"恬惔虚无，真气从之，精神内守，病安从来。"意即只要清静无为，真气便可从之而生，旺盛地运行，神不外驰则"正气存内而邪不可干"，邪不能侵，病无由来。"圣人不治已病治未病"的学说，应是《黄帝内经》的主旨。这一理论，即三圣之道的"全真导气"法。但是，现存《素问》八卷中没有"全真导气"方法方面的具体内容，这当然是个谜。

　　真气运行法是笔者经60余年的实践探索，集各家经典之至理，用通俗易懂的语言，揭示人体生命活动的生理机制，以先天生后天、后天返先天的科学理论，创编了真气运行静功五步功法。经多年的普及推广，其反馈信息，确有防病治病、健身延年的效果。

　　千古之谜今方晓，嬴劣获安仁寿高。

一、五步功成

　　常有人问多长时间才能功成？我们的回答是，按着要求自己锻炼，一百天左右可以达到沟通任督脉，就算初步成功了。在老师指导下，集中时间练功，一般百时左右就可以通督。每个人的身体条件各异，进步的速度也不一致。一般规律是，青年人比老年人快，健康人比病人快，女性比男性快。只要持之以恒，必有效验，水到渠成。只要真气充实了，自然可以逐步贯通任督二脉。兹将具体的操作方法分五个步骤说明如下。

第一步　呼气注意心窝部

1. 方法　练功条件准备好，即缩小视野，心不外驰。注意鼻尖少时，即可闭目内视（也就是注意）心窝部，用耳朵细听自己的呼气，不要发出粗糙的声音，在呼气的同时，意念随呼气趋向心窝部。吸气时任其自然，不要加任何意识行为。再呼时仍如前法，久久行之，真气即在心窝部集中起来。这个方法，就是排除杂念的好方法，如果还是杂念纷扰，也可用数息法，即呼气默数一，再呼气默数二，这样一直数到十，再从一到十反复操作，直到杂念不再兴起，即可放弃数息法。

为了达到气沉丹田的目的，必须要注意呼气，不要在吸气上打扰。思想不能集中，是初步者的必然现象。杂念一起，即便打断，屡起屡断，不要畏难而退。坚持一至两周，自然就克服了。

2. 时间　如果想要如期完成这一段的练习，在时间上就要有一定的安排。若是条件许可的话，每天在固定的时间练习，养成习惯，对稳定思想有帮助。没有定时的条件也不要紧，只要抓紧练习就行。要求每日早、中、晚3次，每次20分钟。如果认真操作，十天左右即可完成第一步的功候。

3. 反应　练功3～5天，即感到心窝部沉重。5～10天，每一呼气时即感到有一股热流注入心窝部，这是真气集中的表现。有了真气的集中，就给第二步打好了基础。如果开始就想气沉丹田，初学不易掌握，一时见不到效果，就有可能因此而终止。

4. 效果　开始几天由于不习惯，姿势也不够准确，会感到头晕，腰背酸困，呼吸也不自然，舌尖抵不住上腭等，这都是必然的现象。不要有顾虑，只要坚持锻炼慢慢就会自然。

第二步　意息相随丹田趋

这一步功即"气沉丹田"，"沉"的方法为"意息相随"。"相随"一词力图说明中丹田的气聚集到一定程度，应该以完全自然的呼吸为好。有了注意丹田的意念，真气自然随之而下。

1. 方法 当第一步功做到每一呼气即觉心窝部发热时，就可意息相随，自心窝部开始，呼气注意丹田，不可操之过急。用力太大产生高热也不舒服。

2. 时间 依法每日 3 次，每次 25 分钟或半小时，10 天左右就可以气沉丹田。

3. 反应 每次呼气都感到一般热流送入丹田。往往小腹汩汩作响，肠蠕动增强，矢气现象增多。这是真气到小腹，肠功能发生改变，驱逐邪气的一种表现。

4. 效果 由于真气已通过胃区，脾胃功能已有改善，真气沉入丹田后，周围脏器如大小肠、膀胱、肾等都逐步发生生理上的改变，一般都感到食欲增加，大小便异常现象有不同程度的改善。

第三步 调息凝神守丹田

明代张三丰解凝神曰："凝神者，收已清之心而入其内也。心未清时眼勿乱闭，先要自劝自勉，劝得回来，清凉恬惔，始行收入气穴，乃曰凝神。"并说："调息不难，心神一静，随意自然，我只守其自然，加以神光下照，即调息也。""凝神调息，只要心平气和。心平则神凝，气和则息调。心平，平字最妙，心不起波谓之平，心执其中谓之平，平即在此中也。心在此中，乃不起波，此中即丹经之玄关一窍也。"

1. 方法 当第二步功做到丹田有了明显感觉，就可以把呼气有意无意地止于丹田。不要过分注意呼气往下送，以免发热太过，耗伤阴液，犯"壮火食气"之弊。呼吸自然，只将意念守在丹田部位，用文火温养。"少火生气"正是此义。

2. 时间 每日 3 次，每次增至半小时以上。这一阶段是在丹田培养实力，需要时间较长，40 天左右可以感到小腹充实有力。

3. 反应 基于第二步气沉丹田，小腹发热明显，十数日后小腹内形成气丘。随着功夫的增长，气丘也越来越大，小腹的力量感到充实。待有足够的力量，即向下游动，有时阴部作痒，会阴跳动，四肢有时活动发热，腰部发热等，以上感觉出现的迟早也是因人而异。

4. 效果　由于任脉通畅，心肾相交，中气旺盛，因此心神安泰，睡眠安静。凡心火上炎、失眠多梦，以及心脏不健康的疾患都应有所好转。通过练功不断地给胃肠增加热能，脾胃消化吸收能力增强，体重增加。有的患者练到一定时间（多在第三步后期）每周体重增加 5 ～ 8 斤不等。但已经增足本人原来体重，则不再激增。精力充沛，元气充足，肾功能增强，患有阳痿病症的即大有好转，女子月经不调均有不同程度的改善。肾水旺盛，肝得滋荣。因此在这阶段，患有慢性肝炎和初期肝硬化的都有明显好转。

第四步　通督勿忘复勿助

1. 方法　意守丹田 40 天左右，真气充实到一定程度，有了足够的力量时，即沿脊柱上行打通督脉。在上行的时候，意识随着上行的力量（勿忘），若行到某处停下来，也不以意识向上导引（勿助）。上行的快慢是基于丹田的力量如何。若实力尚不足，它就停下来不动。待丹田力量再充实，自然继续上行。若急于通关，努力导引，会和丹田力量脱节，这是非常有害的。过去把这种情况喻为"揠苗助长"，因此必须顺其自然，这时的真气活动情况是不以人的意志为转移的。如果上行到"玉枕关"通不过，内视头顶就可以通过了。

2. 时间　每天可酌情增加坐功次数，每次时间也应延长到 40 分钟或 1 小时左右。因每个人的情况不同，有的人一刹那就通过了。这样通过的力量都很猛，震动也很大。有的须经数小时或数天才能通过，大多数是在一周左右。通关是后天返先天的生理现象，人人可通。

3. 反应　在第三步的基础上丹田充实，小腹饱满，会阴跳动，后腰发热，命门处感觉真气活跃，即"肾间动气"，自觉有一股力量沿脊柱上行。这种活动现象是因人而异。有人真气培养充足，一股热力直冲而上，势力很猛，一次通过督脉。有的行行驻驻，数日方可通过。有的像水银柱一样，随呼吸上下活动，渐次上行。在督脉未通之前，背部常有往上拔的样子。如向后倾可以及时将身体调整一下。头部周围拘紧，有时沉闷不适，这是通督前必有的现象。有些人遇到此种情况，常产生惧怕心理，不敢再练，前功尽弃，殊为可惜！在这一阶段中，必须坚持加功，不可疑虑放松，一旦督脉通过后自然轻松愉快。在真气运行法的整个过程中，通督脉是一个飞跃，是个关键性的进步，为攀登更高峰奠定了基础。过去把这一步叫"积气冲关"（即尾闾关、夹脊关、玉枕关），也称为"后天返先天"。由外呼吸返还出生之前"胎息"，鼻息微微，若存若无，体内真气自动循环。张三丰说："不出不入，无来无去，是谓胎息，是谓神息，是为真橐龠，真炉鼎，是为归根复命，是为玄牝之门，天地之根。气到此时，如花方蕊，如胎方胞，自然真所熏蒸营卫，由尾闾穿夹脊，升上泥丸，下鹊桥，过重楼，至绛宫而落于中丹田，是为河车初动。"

4. 效果　督脉通畅后，一呼真气入丹田，一吸真气入脑海，一呼一吸形成任督循环，古称"小周天"。只有在这种情况下，才能具体地体会到"呼吸精气，独立守神"的实际情况。精气不断地补益脑髓，大脑皮层的本能力量增强。凡由于肾精亏损和内分泌紊乱所引起的头晕耳鸣、失眠健忘、腰酸腿软、月经不调、精神恍惚、易喜易怒、心慌气短、性欲减退等症状，都可以得到改善。长期坚持，可望康复。有的人因经络不通而多年不愈的顽症也可霍然而愈，效果是非常明显的。一般人的表现是精力充沛，身体轻捷，判若两人。

小周天歌

微撮谷道暗中提，尾闾一转皱夹脊。

玉枕难过目视顶，行到天庭稍停息。

眼前便是鹊桥路，十二重楼降下迟。

华池神水频频咽，直入丹田海底虚。

第五步　元神蓄力育生机

所谓元神，即大脑调节管制的本能力量。《脉望》云："内念不萌，外想不入，独我自主。"与识神一词对立。识神为有意识的精神状态。元神与识神亦为体和用的关系。元神为体，识神为用。

《黄帝内经》说："脑为元神之府。"元君居于最高位置，统御着全身各个系统组织，发挥其互相制约、互相依存的生理作用，并适应外界环境而生存。元神为元精所化生。《灵枢·经脉》说："人始生，先成精，精成而脑髓生……"肾精充实，人聪明多智，肾气虚衰，则昏聩善忘，脑转耳鸣。肾气充足与否，关系着人体强弱寿夭，故《黄帝内经》强调积精全神以养生。

督脉既通，肾气不断灌溉脑髓，元神的力量就不断得到补充。又心主神明，心气上照于脑，才能发挥其全面的调节管制作用。元神实以肾阴为体，以心阳为用。根据实践，实为心肾交合于中丹田，阴阳再合之混元一气（真气）。在上丹田表现出光色体，灵动活泼的"性"，这是一般人见不到的。俗话说：性格、秉性、性命、性理。儒家说："天命之谓性"。都说明是先天禀赋，人皆有之。只因后天迷失，越走越远。所谓"性相近，习相远"。经过"真法"的锻炼，恢复本来面目。

1. 方法　原则上还是守丹田。丹田是长期意守的部位。通督以后，各个经脉都相继开通。如头顶百会穴处出现活动力量，也可意守头顶。可以灵活掌握，所谓"有欲观窍，无欲观妙"，就是在练功不同阶段的思想处理方法。

2. 时间　每日三次，每次一小时或更长一些，总的来说时间越长效果越好。尚需练习一个月左右时间，各种触动现象才能逐渐消失，只余下丹田与上丹田的力量更加集中旺盛。

3. 反应　在通督脉的前后数十天内浑身常似有电流窜动，皮肤发麻发痒似虫蚁爬行。眉心鼻骨紧张，环唇麻紧，身体有时温热，有时凉爽。皮肤随呼吸而动，吸时向里收合向上浮起，呼时向外扩散向下沉降，有时轻浮缥缈，有时重如泰山，有时无限高大，有时极度缩小，有时身躯自发运动等，这都是经络通畅、内呼吸旺盛、真气活动的表现。但是，这些表现也是因人而异。遇到这些触动情况，不要追求，也不要惊恐，安心坐下去自然平复。坐到极静的时候，以上各种现象都消失了，鼻息微微，若存若无，而内行的真气更加集中旺盛，灵动活泼，明朗愉悦。在丹田则如水涵珠，在百会则如月华涌现。这种境界为真气充足、生物电集中的表现。

4. 效果 根据身体的表现，尤其丹田与头顶百会穴互相吸引的磁性力量说明，实为大脑皮层的本能力量增强，内分泌协调而旺盛。这种力量有形有色，功夫越深，表现得越明显，对全身的生理机能的调节就更好，真气也就更加充实，不断地补偿和增强身体的代谢功能，可充分发挥机体的潜在力量。活力旺盛，抗病免疫力就增强了，一般致病因素就可大大减少或避免，原有的沉疴痼疾也可得到改善或痊愈。坚持锻炼，就可以达到身心健康长寿。人到学识经验比较成熟之后，又具有这样活力旺盛的身体，就可以更愉快地为人民服务了。

结语 有无相生通真路

以上五步功法是循序渐进的。由于实现真气运行的五个步骤所要解决的具体矛盾不同，采取的方式方法也就不一样。它们之间又有共同的基本点，就是集中真气，贯通经络，实现真气运行改善体质，所以它们又是互相联系不可分割的统一体。前一步是后一步的基础，后一步又是前一步发展的必然趋势。概括来看，真气运行的整个过程中，身体将发生三种不同的变化。第一、二两步主要是通过一定的形式，调整呼吸推动真气，使体内真气集中于丹田。这个阶段古时称为"炼精化气"，这是第一阶段，也是初级阶段。第三、四两步是以丹田积足的真气，冲通督脉逆运而上，直达脑海，恢复和增强大脑的功能，提高大脑皮层的保护性抑制力量。这一阶段叫做"炼气化神"，是中级阶段，身体的变化比较明显。第五步以后，功夫更加纯熟，由于经络畅通无阻，功中产生的各种触动现象也都逐渐平静，真气运行的规律性逐渐提高。机体功能增强，活力旺盛，大脑皮层的保护性抑制力量发挥得更好。因此静境更加明显，表现为清清静静、心如止水的样子。这一阶段叫做"炼神还虚"，属于真气运行的高级阶段。

以上五个步序、三个阶段，是真气运行法静功锻炼过程中的基本概况。在实践中，由于每个人的体质不同，具体条件又不一样，所以效果与表现也不同。鉴于此，练功时既要顺乎自然，灵活运用，不能刻意拘执，又要本着一定的要求，耐心求进，持之以恒，不可自由放任，实为成功之要诀。

关于动与静的关系将在第三章中阐明。只有在身心安静的条件下，才能做到真气的集中与运行。所以在真气运行法的练功过程中始终强调一个静字，甚至一个人的功夫进度快慢深浅，也取决于静的程度如何。一些美好的内景，总是在高度的入静情况下才能出现。为了保持这种静境，在练功时要求大脑皮层高度地抑制由客观世界所引起的刺激。

真气运行法之所以要抑制外界刺激因素的影响，是为了致力于内部正邪两方面的斗争，以达到调节内气、培养本元、祛除疾病的目的。坐功时，外形虽静而内部斗争是非常激烈的。只有通过内在的矛盾斗争，才能为真气运行扫除障碍。练功的人都会体会到，特别是身体有疾病的人，当功夫到了一定程度，患病部位总是格外不舒服。一旦这种不舒服的感觉解除，病患也就消失了。正当不舒服的时候，也就是斗争激烈的时候。这就说明了内部正邪斗争的过程和效应。

二、真气运行法姿势

初学真气运行法要有正确的姿势，这个姿势自然是有利于真气运行的。虽然在思想方法上破除了一些不必要的清规戒律，但是仍须有一定的姿势和方法，作为初学者的规范。

练习真气运行有行、立、坐、卧四种形式，其中以坐式为主，其他姿势为辅。为有效地促使真气运行不断进步，除坐式以外，还可随时随地采取多法进行。

1. 坐式　坐式有盘腿和垂腿两种姿势，主要按照个人习惯和环境条件自行选择。一般认为盘腿坐过于形式化，且易麻腿。因此，一般采用垂腿（坐椅凳）坐式较为便利。

（1）盘腿坐式。双盘式是把左脚放在右大腿上面，再把右脚搬到左大腿上，两手相合置于小腹前面。这个坐法只是为了坐得稳固不易动摇，但没有相当功夫不易做到（图3-1）。"单盘式"是把右腿放在左腿上面，手势如前法。这比双盘式易于做到（图3-2）。自由盘腿是将两腿互相交叉而盘坐，是一般人习惯用的坐式（图3-3）。

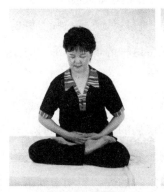
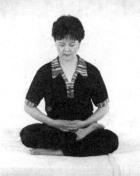
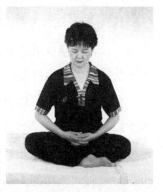

图3-1　双盘式　　　　　图3-2　单盘式　　　　　图3-3　自由盘腿

（2）垂腿坐式。坐在高低适宜的椅凳上，以坐下来大腿面保持水平为度，小腿垂直，两脚平行着地，两膝间的距离以能放下两拳（拳眼相对）为准。两手心向下，自然放在大腿面上。两肩下垂，腰须直，勿用力，不要驼背、仰面、低头。下颌略内收，头顶如悬。体态以端正自然为标准。此式为现代习惯采用之姿势（图3-4）。

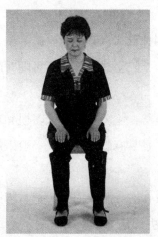
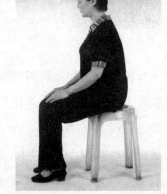

图3-4　垂腿坐式

2. 卧式　右侧着床，伸下腿屈上腿，右手曲肱将手置于头之前下侧枕上，左手放在左胯上，此式为坐功之辅助，亦适用于体弱不能坐者（3-5）。

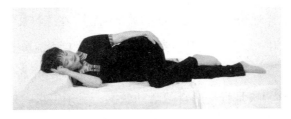

图 3-5　卧式

3. 站式　站式有各种姿势，在这里介绍方便易行的一个姿势，作为坐功之辅助。两脚并立，两手覆于丹田（左掌心覆于丹田，右掌心覆于左手背上）。松肩垂肘，含胸拔背，虚心实腹，眼半垂帘。一切要求同坐式（图 3-6）。

4. 行式　行路和散步时，目视前方三五步处，意守鼻尖，神不外驰，依行路的速度，一般为三步一呼，一步一吸，四步一个呼吸。如能长期锻炼此法，对走远路很有帮助，可以久行不倦。

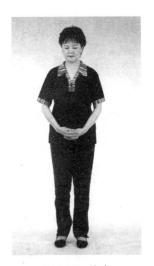

图 3-6　站式

三、对五官的要求

1. 口腔　口唇自然闭合，上下齿相对，将舌上卷约成90°，用舌尖轻轻地抵住上腭。唾液分泌得多了，将舌放下慢慢地咽下去。咽津是很有益的，可以帮助消化，滋润脏腑。古人说："气是添年药，津为续命芝。"又千口水可成"活"，由此可见咽津的重要性了。

2. 眼睛　闭目内视，练哪一步功就内视哪一部位。如第一步注意心窝部，就内视心窝部。若坐功时思想很乱，不能控制的时候，就把眼睛睁开，或注意鼻端片刻，把思路打断，闭目再坐。过去把这个方法叫做"慧剑斩乱丝"。

3. 耳朵 用耳朵留意自己的呼吸，使呼吸不要发出粗糙的声音。保持从容自然，不可闭气使呼吸不畅，这是集中思想的好方法。

4. 呼吸 怎样呼吸是真气运行法的关键问题。在练习真气运行法的过程中，一直是注意呼气，吸气任其自然，不加注意，自无流弊。

丹田真气充实后，自然地贯通督脉。此时即感到一呼真气入丹田，一吸真气沿督脉入脑。这是真气的自然活动状态，无须追求。外呼吸则绵绵密密，若存若无，呼吸表现得更加自然。这时外呼吸就无须注意了。

四、练功须知

练真气运行法，必须树立坚定不移的信心，持之以恒，勿求速成，也不要畏难而退。在锻炼期间，要顺乎自然，不要执意妄想，勉强追求。否则，欲速则不达，越是一意追求，有急躁情绪，就越是不进步；意态越是融和自然，真气发动就越活泼，进步就越明显。执意妄想就成了扰乱真气运行的杂念。"恬惔虚无，真气从之"正是这个意思。

在练功过程中，身体上会发生很多生理上的变化，出现各种触动现象，要泰然处之，不必惊慌失措，稍时便会消失的，也不要执意追求。

1. 初习真气运行法，思想要集中，有一个比较安静的环境为好。但是，不要过分强调这个问题 在练功时，要避免他人干扰。调息时，鼻吸鼻呼，注意呼气，吸气任其自然，不可用口呼吸。

2. 注意不要在大饥、大饱、大怒、大惊等情况下勉强做功 当风、雨、雷响时暂勿坐，以免给精神以猛烈刺激，发生不适。

3. 意守丹田是真气运行法始终坚持的一个准则 因为丹田是真气汇集之处，是生命的本源之地。因此，始终不能离开它。注意心窝部是集中真气贯通任脉，使真气更有效地集中于丹田。当丹田真气充实到一定程度，会自然地顺着经络运行。这种运行的力量，是由丹田力量的大小而决定的。勿用意识导引，顺其自然，要行则行，要止则止，主观导引是会出偏差的。

第四章 《黄帝内经》与真气运行

　　一千两百多年前，中医学养生史上，有一位叫王冰的著名医家，在经历了数十年的医学养生学研究实践，并对中医学的经典《黄帝内经》作了系统整理次注后，在他的《重广补注黄帝内经素问》序中开宗明义不无感慨地说："夫释缚脱艰，全真导气，拯黎元于仁寿，济羸劣以获安者，非三圣道则不能致之矣。"意思是说人类要解除身心的束缚，摆脱疾病的困扰，获得安康，渐臻寿域，必须用全真导气之法，把自身的精气神固摄起来。然而要积精全神离开三圣经典思想的指导是不可能达到的。所谓"三圣"，即伏羲、神农、黄帝。《尚书》孔安国作序说："伏羲、神农、黄帝之书，谓之三坟，言大道也。"说他们的书都是阐述自然法则，揭示保健养生之真谛的。

　　在中华文明上下五千年的悠久历史中，伏羲、神农、黄帝被华夏民族尊为上古时代的"三皇"。三皇之首的伏羲，"象日月之明，通阴阳之理"；"仰则观象于天，俯则观法于地，始画八卦"，以阴阳流通演变，占卜天时地理人事，远近幽明，叫人趋吉避凶，以保身全生；以爻象暗示天机，冀异能者自悟发明；"制砭治民疾，以拯夭枉"。他既是远古华夏文明的肇端，又被尊奉为原始时代医学养生学的人文始祖。神农氏，古帝三皇之炎帝，为原始农业的发明者，开创了远古社会由渔猎畜牧向农业进化的先河；他曾"尝百草之性味，水泉之甘苦，使民知所避就"，种五谷定食谱，奠定了保全性命的物质基础；发明药材以治民病，而立医道。而轩辕黄帝，既是中医学理论的创始人，又承传人天一体、性命学说之至真。我国现存最早的一部古典医经——《黄帝内经》便是黄帝与天师岐伯等讨论医学、养生学的问答之作。

誉为"至道之宗，奉生之始"的中医学经典《黄帝内经》，其修真窍要、奉生绝技被"师氏藏之"而始终没能大白于天下。唐代医学家王冰预言"至道流行，徽音累属，千载之后方显大圣之慈惠无穷"。

我们所在的星球，自从有了人类，就一直不断地在为防病治病、保全自身的健康长寿、顺应自然而进行着不懈的探索。如果说伏羲、神农、黄帝是集上古哲学、养生学之大成者，那么广成子、赤松子等便是当时养生实践的杰出成就者，而老子、庄子便是中国道学养生的鼻祖。从中医养生学角度，《黄帝内经》一书被誉为"至道之宗，奉生之始"，可见中医养生学理论和实践，概源于此。据汉代史学家班固的《汉书·艺文志》记载，成书于战国时期的《黄帝内经》原本有十八卷，其中《素问》九卷、《灵枢》九卷。然而千余年后，至唐·宝应年间，所见到的《内经素问》"仅八卷尔"；"虽复年移代革，授学犹存，惧非其人，而时有所隐。故第七一卷，师氏藏之"，而致湮没。尽管其学理犹存，而养生方法却为前人所秘。

王冰，号启玄子，据考生于唐·景云元年（710年），卒于唐·贞元二十年（804年），享年94岁。王氏弱龄慕道，夙好养生，精岐黄之学，尤笃好医方，为唐代著名的医学养生家。因其在医学养生学上的杰出贡献，官拜太仆令（主管医疗卫生的最高行政长官），致力于《黄帝内经》的研究整理，有鉴于"世本纰缪，篇目重叠，前后不伦，文义悬隔，施行不易，披会亦难"，乃精勤博访，"受得先师张公秘本，文字昭晰，义理环周，一以参详，群疑冰释"，历一十二载，于唐宝应元年（762年），撰成《重广补注黄帝内经素问》二十四卷，及至今日对中医学的继承和发展仍有着深远的影响。正因为他幼年体弱，故特别重视养生，从医、道之中汲取养生学理，勤而行之，使他健康长寿。因此他视《黄帝内经》为"真经"，奉为"至道之宗"，是深受其益的肺腑之言。因先贤有戒，而精到实用诀窍，却为其所秘。《素问·金匮真言论》云："非其人勿教，非其人勿传，是谓得道。"据传王冰当时确是得到真传，并躬亲实践有得，且将先师口授秘诀撰成《玄珠密语》十卷，藏于五岳之洞中，冀以传于异人，而不敢私自示人传世。只是对此绝妙养生法宝的盛行寄厚望于后世，并睿智预言："至道流行，徽音累属，千载之后，方显大圣之慈惠无穷！"

近千年里，随着中医学的发展，中医药保健却病对民族的繁衍昌盛起到了不可估量的作用。医学养生理论和实践虽在历代医学大家的防病治病及养生实践中也不时有所展露，特别是在道门、儒学和佛教高士之中，以玄学、儒学、佛学为理论基础的行修也有其成就者，然而医学养生修真之真谛，《黄帝内经》的奉生绝技始终未能大白于天下。

《黄帝内经》"恬惔虚无，真气从之，精神内守，病安从来"的静以养生理论，高度概括了顺应自然、摄生保健的方法和效果。真气运行法充分体现了《黄帝内经》的养生保健理法，和各家各派的养生思想相印证也基本一致，是祛病强身、益寿延年的根本大法。

众所周知，《黄帝内经》作为记述轩辕黄帝与岐伯天师内庭设问、探讨人体生命活动和疾病防治的医学典著，搜集上古真知，内容极为广泛，诸如宇宙自然法则、人与自然的关系、人体生理病理及诊断治疗、摄生预防等，无不悉备。据《史记》记载，为求长生之术，黄帝还曾向崆峒山得道隐士广成子顶礼求教，得到"无视无听，抱神以静，形将自正"的指点，领悟静以养生，即端正身心，清静无为，自身阴阳媾和，能产生新的生命能量；慎守自身真一之气，生命能量自然壮大旺盛之妙道，受益匪浅。时经两千年后，老子以身证天、以天验人，在虚极静笃之中反复体悟人与自然的同一性，提出"有物混成，先天地生"的"道"的概念，指出道本虚无、静极生动、无中生有的自然规律，揭示宇宙万物皆由阴阳二气结合而成的自然衍生奥秘，故称"黄老之道"。此后诸子蜂起，百家争鸣，都来研究实践这一至高无上的哲学道理，庄子实践黄老之道，悟出了修炼中动静相兼，达到最佳的生理状态及人与自然的生息妙用。经过众多贤哲的实践研究和总结，古人对人体生命活动有了非常清楚的认识，对人与自然的关系获得了更多的例证，如五脏六腑、四肢百骸的生理活动，气血阴阳、五行术数、经络气化、药物归经、养生长寿，以及生命活动的核心全真导气和积精全神等学理，都对《黄帝内经》作了多方面的补充和完善，先后数个世纪才得以完成的《素问》九卷、《灵枢》九卷巨著，博大精深，其一百六十二篇天人大义，主要就是研究人体生命活动的精、气、神，如何使之合乎自然而生生不息，减少物欲对自身能量的消耗，以达到"形与神俱，而尽终其天年"。这就是《黄帝内经》上工治未病及摄生保健、养生长寿的真谛，也是《易经》"天行健，君子以自强不息"的真正含义，诚可谓"至道之宗"。

　　《黄帝内经》总结了古代圣人的实践真知，掌握了人与自然的规律性，即可制定不违自然的摄生方法。如《素问·上古天真论》说："上古圣人之教下也，虚邪贼风，避之有时；恬惔虚无，真气从之，精神内守，病安从来。"意思是圣人教人养生，应当顺应人天消息，宇宙之间、六合之内，凡于人有益者则近之受之，于人有害者则远之避之。安静下来什么也不想，真气能量便从之而生，旺盛运行；内守自身神不外驰，正气存内邪不可干，疾病也就无从产生。高度概括了顺应自然、摄生保健的功理、功法和功效，指出积精全神和预防疾病的深远意义，这便是全真导气的实质内涵。

　　由于《素问》七卷的失传，《黄帝内经》博大精深的真理缺乏实践方法的证实，使人难以领会，故常被视为玄学而不予重视。其实《黄帝内经》诸多篇章引用的词条，多属古人实践所得之结晶，是打开人体生命活动奥秘的钥匙。如《灵枢·刺节真邪论》"真气者，所受于天，与谷气并而充身者也"，说的是真气是天阳、地阴和合化生的人体生命能量。《素问·离合真邪论》"真气者，经气也"，指出真气即循环无端、周行不殆的经络之气，真气运行方能体现经络活动的实质。《素问·生气通天论》"清静则肉腠闭拒，虽有大风苛毒，弗之能害"。《灵枢·上膈》"恬惔无为，乃能行气"等，都说明人能常清静，天地悉皆归，静极生动的自然法则是保健免疫的根本大法。

《素问·上古天真论》更有"其知道者，法于阴阳，和于术数，食饮有节，起居有常，不妄作劳，故能形与神俱，而尽终其天年，度百岁乃去"的明训。说明摄生要宗法阴阳和合之理，培养真气，贯通任督，自然生机旺盛，欣欣向荣；要合于数理变化之机，五行生克之宜，行三五归一、五气朝元、三花聚顶之法，培养积聚，减少消耗，方能形与神俱。"提挈天地，把握阴阳，呼吸精气，独立守神，肌肉若一，故能寿敝天地，无有终时，此其道生。"人能法天则地，修真养性，锲而不舍，积精全神，则能健康长寿。《易经》说："天地之大德曰生。"自然界天气下降，地气上升，阴阳交泰而万物生生不息；人体呼气心火下降，吸则肾水上潮，心肾相交，水火互济为生命活动的根本。任督环流，阴阳交媾，肾气灌溉脑海，元神本能力量旺盛，则表现为无物无我，唯元神独存，与大自然同体，故能寿敝天地，无有终时。又如久隐复现的《内经图》、战国时期文物《行气玉铭》，都是全真导气实践的真实描述，与《黄帝内经》行气摄生修炼一般无二，处处相同，故都可视为《素问》七卷实际修炼的具体内容。

"三圣道"的全真导气，亦即《黄帝内经》中的行气摄生。至于如何全真，如何行气，各家经典都无详细记述，只教在动静中求索，呼吸上用功。医、道、儒、释各家各派，虽提出了各自的指导思想，如医曰静、道曰虚、儒曰诚、释曰空，都只是为了排除贪妄虚伪等杂念的干扰，以待静极生动的时机，自然生理作用的发挥。古人把认识自然规律、沟通宇宙自然的实践方法，视为天机秘旨，不得其人常秘而不宣。这是因为根器钝劣之人，接受不了至道之理，反而会无知嗤笑。正如老子所言："上士闻道勤而行之，中士闻道若存若亡，下士闻道则大笑之，不笑不足以为道。"传不择人，不但没有效果，反将高尚的道义贬低、庸俗了。因而《素问》七卷至道的实践方法为师所秘，也就不难理解了。

抱神以静，虚无生气，积精全神，行气摄生；恬惔虚无，真气从之，恬惔无为，乃能行气。静定中全真导气、真气运行，才是保健摄生的至真手段。据此我们提出真气运行学说，实践真气运行五步功法，获得理想之中的独特效果。该法从凝神调息入手，培养真气，贯通任督，燮理阴阳，强壮脏腑，逐步实现炼精化气、炼气化神、炼神还虚的功夫阶段，促进生命活动的有序化。功法设置以静功为主，动功为辅，动静结合以提高，达到静极生动，动极复静，动静相育、生生不息的目的。经过六十余年的临床应用，对多种久治不愈的慢性病、顽固病、疑难病都有显著的疗效，科学实验也证实了这一功法的科学性，显示其强大的生命力。功法实践带来了人体生命的新信息，人们清楚地感到体内的各种生理变化，从而对中医脏腑学说、经络学说、气化学说乃至阴阳五行学说，尤其是真气运行学说，都可得到验证，说明真法确是完成性命学问的根本大法。

真气运行学说的真实性、可行性还得到传统各家学说的支持，各家各派学说理论中最精辟、最具代表性的论述，与真法作一比较，都能得以印证。以人与自然联系、中医学理论为基础，参同现代生理学说而成的真气运行理法，与老子《道德经》第十五章、儒家"十六字心法"及"定、静、安、虑、得"的实践方法，佛家天台宗"六妙法门"，以及内丹术、易卦、《西游记》等的描述，其主要精神模式是一致的，实质上都是积精全神、全真导气、修性固命的学问。历代贤哲都认为，人从自然中来，回到自然中去，这是一个"无中生有有化无，无再生有见真如"的过程，符合无中生有的自然法则。真法修炼可以完成其始终，这是在"三圣道"理论指导下的实践得到证明的。

真气运行法简明实用，效果明显。经过半个多世纪的普及推广，受益者遍布全国各地和东南亚诸国。

经过半个多世纪的探索研究、发掘总结和临床检验，真气运行理法简明实用，效果显著，赢得了医学界的认同和社会各方面的肯定。

真气运行理法得到了大力普及与推广，受益者遍布全国各地，国外特别是东南亚诸国，亦有众多真法实践者和受益者。诸多医药少效、久治不愈甚至坐以待毙的虚衰、顽疾患者，以真气运行法治之，无一不取得满意的效果，在医学界和社会上引起了很大反响。

阐述《黄帝内经》养生要旨，再现古圣先贤修真窍妙，探索人体生命科学，揭示传统养生学真谛，是医者的天职。弘扬"三圣道"，体现"释缚脱艰，全真导气，拯黎元于仁寿，济赢劣以获安"的精神真蕴，是笔者的初衷。

第五章　动与静

一、动与静的关系

动与静，是宇宙间事物运动中对立统一的两个方面。真气运行法有效地利用了静与动的关系，促进真气运行，使机体更好地发挥生命活力，以达到祛病延年的目的。有动必然有静，有静必然有动。静极生动，动极复静。静是动的基础，动是静的力量表现。动是绝对的，静是相对的。在人体的生理活动中，也不能脱离这个规律。形体属阴主静，真气属阳主动。气离形则无所依附，形无气则成块然死物。必须阴阳互根，动静相育，形气并存，才是活泼泼的一派生机。

真气运行法有静功有动功。静功就是使身体安静下来，用调息的办法，推动真气运行，大脑皮层高度发挥它的调节管制机能，使内环境生机旺盛，从而防病治病；动功则是利用运动形式，配合呼吸，导引真气运行，用姿势来调整自己的精神排除杂念，慢慢地使大脑皮层由动而静，发挥它保护性的抑制力量，旺盛机体的生理机能。前者是静中求动，后者是动中求静，所达到的目的是一样的。不过动功因为姿势复杂，配合呼吸也得练习很长的时间。专用动功者多收不到预期效果，因此练动功必须有静功的基础，动静结合，效果才理想。

怎样才算静？静的境界又是怎样？对这个问题，有不同的理解和不同的回答。

过去养生家每谈到静，首先要求有安静的环境和无思无虑，什么也不去想，叫做入静。有很多人按此方法去做，不但静不下来，反而千头万绪，思虑纷纭。因而只有望洋兴叹，恨己无缘，做了静的俘虏。但也有人一味追求什么不知不觉，无想无念的定和静，以至于不承认客观世界和主观世界的存在，不承认事物的运动，把一切都当做是空幻、虚无的，这就不知不觉地坠入了宗教唯心主义的泥坑。实际世界上并不存在什么绝对静止的事物，只有相对的静，而没有绝对的静。

二、静极生动

我们所说的静，就是使身体安静下来，全神贯注地调整呼吸，推动真气运行，冲通任督，贯通经络。在这个过程中，体内的触动现象是多种多样的。李时珍在《奇经八脉考》中说："内景隧道，唯返观者能照察之。"练功一有成就，真气在经隧中一刻不停地运动着，这种内景真是千变万化，丰富多彩。身体各部机能处于积极主动、生机盎然的状态，哪里有什么静止呢？这只能说是对外界反应或思维活动暂时的相对的静。

为了使高级神经活动不受干扰，最大限度地摒除外界刺激的影响，集中精力于真气运行，可以对内环境进行诱导，这个功夫叫做内视，也叫精神内守。古代医学养生家们，还总结创造了许多方法：有的用观想法，就是假设一个美好的景象来维系思路；有的用数息法，默数呼吸，摒除杂念；有的用止观法。总之，方法虽多，目的只有一个，就是摒除大脑皮层对外界刺激的反应，集中于诱导真气运行，给机体各组织增加生命活力。这样，大脑皮层的本能力量便会增强，而真气运行也就愈加旺盛，两者互为因果、互相为用。

这种富有旺盛活力的抑制，可以使身体更加安静镇定，也就是静极生动之意。曾有人用"雷击山而不惧"来形容，这时叫做入静或入定。其实这时千变万化瞬息不止，气流运行不息，浑身温暖如春，心情愉悦。对这种内环境的感受，过去有人喻为"无边风月自在"。这哪里是什么静和定，这不过是一种非常旺盛、非常自然、非常有规律的真气运行罢了。在这种情况下应是动静相兼的。在习练五步静功的过程中，随功夫的深入，深度入静，会有千姿百态的生理变化，八触即是其部分现象。

三、八触

练功过程中，体内的能动现象是多种多样的，古人总结归纳了八种，称之为"八触"。

1. 大　在练真气运行法的过程中，有时觉得身体很高大，这是因为大脑皮层的保护性抑制力量增强（俗称入静），真气运行通畅，毛细血管扩张，身体各部出现充实、膨胀的一种感觉。

2. 小　有时觉得身体很小，这主要是真气由外入里，集中于丹田出现的一种幻觉。

3. 轻　有时感觉身体轻飘飘的，好像要飞起来似的。这多半是在吸气时出现的一种现象。因为吸气时真气是向上的，所以在坐功入静时觉得一起一落的，常有人说和坐飞机一样。过去形容为"纳如起飞，吐如落雁"，即便在走路时也有身体很轻的感觉，都是真气充足、随呼吸活动的表现。

4. 重　坐功时出现身体重如巨石、坚不能拔的现象，此时真气趋下。如过去武术中有千斤坠的功夫，都是呼气时真气下沉的一种表现。

5. 凉　多在后一阶段出现，任督循环，心肾交泰，很自然的时候，在心肾之间出现凉彻心髓、舒适的感受，乃肾阴充足、肾水上潮的表现。

6. 热　热的感觉出现得最快也最多，在第一步就有心窝部发热，以后丹田发热、腰部热、四肢热、全身热，都是真气旺盛、热能集中的表现。在集体练功中，用体温计测量皮肤温度的变化，一般坐功后都比功前升高 $1 \sim 2℃$。在五步功的训练过程中，真气集中在心窝部，集中在丹田，到命门，到百会，这些部位的皮肤温度都明显升高，通督后有人百会穴的温度上升至 38.5℃，其本人精力旺盛，没有因高热而不适的感觉。人体活动需要能量，抗病免疫、健身延年，也需要能量。真气运行法就是集中自身热能，发挥其抗病免疫的一种手段。

7. 痒 皮肤瘙痒，头皮奇痒，是必有的一个过程。由于平时经络、孙络欠通，一旦真气运行旺盛通过时，就会出现痒的刺激。遇到头皮奇痒时，切勿抓打拍击，阻碍气机。只需轻轻抚摩帮助其通过即可缓解。这种现象持续十余天即可消失，切勿疑虑。

8. 麻 有时觉得身体某部有蚁走感、触电感，局部跳动，都是真气通过经络的表现。

以上八种现象，过去称为"八触"。实际功中的动态比这些还要多，如有人在坐功时产生自发运动，是真气活跃、神经兴奋的表现。开始某一部位肌肉跳动，如果注意力集中在那里，就会诱导真气向那个部位集中，因此就会发生更强烈的运动，甚至手舞足蹈，转身摇头，大跑大跳而自己不能控制。看起来运动非常激烈，但自动停止后，本人非但不疲乏，反而很舒适。看来这种自发运动对身体是一种有益的锻炼，但是主观想这样去做，又不能发动，必须到功夫精纯时才能运用自如。一般初学时遇到这种情况，产生惧怕心理是没有必要的。要想避免这个自发运动并不困难，即在开始活动时不要过分注意活动部位或暗示叫它静下来，或将眼睁开，一会儿就停止了。此外，还有光感。坐功到一定程度，眼前发亮，像闪电一样，有时像霓虹灯晃来晃去，有的在脊柱内亮晶晶地贯入脑海，有时出现光团，沿任督脉高速轮转，多数是转三圈。如果功夫深了，百会穴处会有一光团或光柱经常存在。随着功夫的大小，它表现的力量、光色也有差异。以上现象都会很快消失。

以上种种表现，是由于经络畅通，机体活动旺盛，生物电集中活跃的缘故。在集体训练中，用经络测定仪多次测验，观察到练功者经穴导电量在坐功后普遍升高。尤其督脉贯通以后，测百会穴，功前为 20～30 微安，坐功一小时后测量可达 200 微安以上。由于微安表最大值仅为 200 刻度，所以无法求得精确的数值。

总之，上述现象都是真气在体内不同形式活动的表现，都是积极有益的。有些人遇到这些现象，延医诊治，医者不知，乱投药石，这是有害的。有人不明白这个道理，成为精神负担。有人好奇，追求这些现象，以致不能控制。懂得了真气运行的规律，就可以避免不正确的思想和行为。遇到以上触动现象，不要好奇追求，更不要惊慌失措，只需安静地坐功，意守丹田，过些时候就平复了。

四、动极复静

生命体的动是绝对的，静是相对的。动到一定的程度，必然要静下来休整生息，以利再动。这是日常的自然现象。

练习动功"五禽导引""漫步周天""鹤飞唳天"等，以合理的姿势带动呼吸，导引真气旺盛地运行，练习到身气合一、形神俱妙的时候，只觉得通体轻松，心情愉悦，鼻息微微，一念不起，处于无我的状态，站到那里一动也不动了，充分表现出动极复静的自然规律。

练静功者，虽然没有姿势活动，也是由有为而至无为的。练功过程中，培养真气贯通经络，前三田、后三关都有非常剧烈的活动。尤其在攻后三关时，真气活动的力量不以人的意志为转移，而是被一种强大的冲击力量控制。这种力量则是由静极生动和动极复静而形成的。人们对静极生动是熟知的、欢迎的，知道必须依靠这个动力去攻关，但对动极复静的现象则茫然无知，产生疑虑而不知所措。

如第一步功呼气注意心窝部，心窝部产生温热感并沿任脉下行，结合第二步意息相随丹田趋，肠鸣矢气，汩汩作响，一旦进入第三步调息凝神守丹田，则没有明显的感觉，就认为是练错了，返回第一步再练，白白浪费了很多时间。必须知道，真气经第一、二步功打通任脉入下丹田，必须安定静止地休整以培养出更大的力量，方可进一步攻下后三关，即第三步调息凝神守丹田。这一段"动复静"的意义，也叫积气冲关。丹田力量充足后，动向为会阴跳动，尾闾气动，上行至命门（第二腰椎），又须静止休整一段时间，表现出两肾区温热，古说"两肾汤煎"。命门气流活跃，又开始了上行的活动，至背部夹脊关又须静止休整，积蓄力量，待力量充足继续上行。经大椎至玉枕关，这是最难过的一关。经过静止休整，艰苦紧张的锻炼，最后攻克第三关进入上丹田，即第四步通督勿忘复勿助。

第三关是不平凡的一关，每个人通关现象也不同，最强烈的是轰隆一声而通关，古称"雷震把窍通"。这就叫得道。

督脉已通，即为第五步功元神蓄力育生机。由于肾气源源不断地灌溉脑髓，使元神的调节管制机能不断增强，机体的生理有序化，从而得到大定大静。真气运行法炼精化气、炼气化神、炼神还虚等层次，是顺应了静极生动、动极复静的自然规律完成的。

第六章　真气运行对五脏和疾病的影响

在真气运行法的锻炼过程中，由于调整呼吸，培养真气，贯通经络，促进细胞的新陈代谢，给机体各组织增加了活力，使各组织器官发挥了它们的本能力量，这是共同现象。由于特定的呼吸形式，影响各个脏腑器官的有机联系，从而改善了它们之间因互相制约、互相依存失常而产生的病理现象，因而有助于恢复健康。

一、肺脏

肺位于胸中，其位最高，故《灵枢·九针论》说："肺者五脏六腑之华盖也。"它的经脉下络大肠，与大肠互为表里。在体主皮毛，温润肌肤，开窍于鼻而知香臭。主司呼吸，为人体内外气体交换的通道。肺朝百脉以充全身，辅助心脏运行气血，并能调整人体脏器组织之间的功能联系，保持正常的活动。

《黄帝内经》说"呼吸精气"，即肺主呼吸的功能。人自出生后，即不停顿地有节律地进行着吸入清气、呼出浊气的运动。真气运行法注意呼气，加强了肺泡的收缩力，对排出浊气起到促进作用。肺内存留的气体越少，肺内压就越低，因此也就可以获得更多的新鲜空气。这样，才是吐故纳新的正确方法。

《素问·五脏生成论》说："肺之合皮也，其荣毛也"。肺主皮毛，肺呼吸时，皮肤毛窍也在开阖活动，平时感觉不到。真气运行法练到一定程度，全身皮肤毛窍都在随呼吸而动，感到遍体通调，气机流畅，这对人体内外气体的交换起到良好的促进作用，我们把这个呼吸形式叫做体呼吸。

由于内呼吸旺盛了，而外呼吸表现为鼻息微微，若存若无，自然呈现为深、匀、细、长的呼吸形式。每分钟有 4 ～ 5 次（或更少）的呼吸就够用了，这比每分钟 18 ～ 20 次的呼吸次数减少三分之二多。肺活动的次数减少了，就有了充分的休息时间，减少摩擦，可使病灶早日恢复（初始练习切不可勉强追求次数多少）。

由于注意呼气，加强了肺的收缩，可以帮助肺泡排出痰涎。加强吐故纳新，不断地获得新生力量，对防治肺气肿也是有效的。

肺主气的含义，不仅指肺的呼吸作用，而整个人体的吸收、排泄、分解、化合，神经的紧张、缓和，血管的舒缩，脏腑功能的制约、依存，真气的循经运行，动和静的互生、阴平阳秘等，都和呼吸运动有着极为密切的关系，所以《素问·五脏生成论》说："诸气者，皆属于肺。"

二、心脏

心位居胸中，心包膜护于外，在体合脉，开窍于舌，主神明，为十二官的主宰；主运血，为人体生命活动的关键。

心主运血，以每分钟舒缩 72 次左右的频率把血液压送到周身供应营养，故《素问·痿论》说："心主身之血脉。"它的活动是受心传导系统支配的自主活动，但也受神经系统的调节，以适应身体的需要。血管是受交感和副交感神经支配的。经上海第一医学院生理教研组动物实验证明，当呼气时副交感神经兴奋，吸气时交感神经兴奋，两者相互制约。调息时注意呼气，可加强血管的舒张活动，因此血液通过顺利，就给心脏减轻了负担，这对心脏的保养是很有益的。

高血压性心脏病患者，可用真气运行法使血压降低改善症状，经常锻炼者可保持稳定。对冠心病患者也可以改善其供血状况而获愈。肺源性心脏病，由于改善了呼吸功能，减轻了心脏的负荷，也有一定的效果。由于练功时热能的增加，以及内分泌协调旺盛，对风湿性心脏病确有疗效；即便有瓣膜损害的情况，由于真气运行旺盛，心肌功能增强，周围阻力降低，心脏负担减轻，自然对改善症状也有很大帮助。

中医学认为，心为人体生命活动的主宰，在脏腑中居于首要地位。五脏六腑、四肢百骸、五官七窍、筋骨皮毛血脉等，必须在心的主宰下进行活动。因为心主运血，血液为载送营养的工具，血液把氧气和养料送到全身，化生真气赋予各组织系统能量，才能产生相互制约、相互依存的有机生理活动。

神明，是指精神、意识、思维活动，以及由这些活动反映出来的聪明智慧。故《素问·灵兰秘典论》说："心者，君主之官，神明出焉……故主明则下安，主不明则十二官危。"古人知道"脑为元神之府"，但在理论叙述中，把大脑的功能归属于心。

真气运行法的调息凝神和神制妄动，实际就是自我训练、自我控制大脑神经功能的作用，以改善神经功能的失调，消除疾病。五步功成后，任督沟通，周天运转。心气下降，肾气相应，尻脉周流，神明自献。肾水浇得心花放，神光照澈性理天。

三、肝脏

肝居右胁下，其经脉络胆，与胆互为表里，在体合筋，开窍于目。功能主全身血液的贮藏与调节，并主筋骨关节的运动和精神情志的调节、御侮抗邪的应激作用。

肝为人体御侮抗邪的功能系统。《灵枢·师传》说："肝者主为将，使之候外"。《素问·灵兰秘典论》说："肝者将军之官，谋虑出焉"。故知肝与中枢神经、植物神经的功能密切相关。肝又是人体内的化工厂，对各种物质进行分解、合成、解毒和排泄。

真气运行法锻炼有素的人，由于浩气常存，多表现为坚定镇静，正直不阿，遇事不惧。

肝性喜舒利条达，与春生之气相应。在生理状态下，肝虽不宜抑郁，但也不宜过亢。若肝阳上亢，则性情急躁善怒；肝气不足，常表现为胆怯恐惧。

常见患肝气郁滞的慢性病人，右肋疼痛；但因肝气也循经运行于左，故有左肋下（期门穴）刺痛的。肝阳上亢则头晕目眩，口苦，食欲不振，腹胀，四肢懈怠，性情烦躁等。

真气运行法闭目调息，是很好的治疗方法。"五劳七伤"中有眼见杂色伤肝之说，因此闭目就是养肝的一种方法。注意呼气，使心火下降。"心为肝子"，"实则泻其子"就可以达到平肝的目的。肝气得平，头晕胁痛即可减轻；脾不受克，则食欲不振、小腹胀满的症状也随之而改善。心肾相交，肾气旺盛，肝得肾阴以滋养，烦躁得宁，心情愉悦，身体轻捷。

临床观察多例慢性肝炎和初期肝硬化的病人，练功在短时内（真气注入丹田）就可收到食欲好转、腹胀减轻的效果；进一步丹田真气饱满，一般症状大部分消失或减轻；通督后待全身经络通畅，精神焕发，症状消失。经常坚持锻炼，可获痊愈。

四、脾胃

脾与胃互为表里，胃主纳谷，脾主运化，开窍于口，输布营养精微，升清降浊，为营血生化之源。五脏六腑、四肢百骸皆赖以营养，故称脾胃为"后天之本"。

脾胃有消化饮食、吸收营养、输布津液的功能。《素问·经脉别论》说："饮食入胃，游溢精气，上输于脾。脾气散精，上归于肺"（土生金）。

真气运行法第一步，呼气注意心窝部（即胃区），导心火下行给脾胃增加热能。因此，初练三五天就可感到心窝部有温热的感觉（火生土）。这对改善脾胃虚寒、消化不良的症状，效果是显著的。有很多人患胃病久治不愈，经真气运行法的锻炼，很快就能见效，久久行之便可恢复健康。胃下垂是顽固的病症，用其他治疗方法觉得效果不太理想，经用真气运行法治疗，效果明显。由于通过练功，胃区热能增加，就使胃本身的功能逐渐恢复。丹田真气充足时，小腹饱满有力，给下垂的胃体增加了上浮力，所以很多胃下垂的患者，通过本法的治疗，十天左右，食欲好转；三十天后，体重增加；五十天后，每呼气即感下垂的胃向上扯拉；最后经 X 线拍片检查，完全或不同程度的恢复，效果是很满意的。

五、肾与命门

肾左右各一，位于腹后壁，在脊柱两侧，与膀胱互为表里，开窍于耳。肾主藏精，为发育生殖之源，主骨、生髓、通于脑，主五液以维持体内水液代谢的平衡。肾的生理功能极为重要，为人生命的根本，故称"肾为先天之本"。

肾气旺盛则精盈髓足，聪明机智，动作轻捷有力。所以《素问·灵兰秘典论》说："肾者作强之官，伎巧出焉。"

命门附于肾，是人体重要的器官。根据《难经》记载，命门是"诸神精之所舍，原气之所系"；"男子以藏精，女子以系胞，其气与肾通"。而"肾间动气"即生气之源，乃五脏六腑之本，十二经脉之根，呼吸之门，三焦之源。如果命门衰竭，生命也就结束了。

精是人体生命活动的物质基础。肾精是发育、生长、生化之源，是生育繁殖之根本，为先天之精。在胚胎时期发育、生长的生理活动中，以及出生后的生活过程中，不断地消耗肾精，故需饮食、呼吸摄取阴精（养料）、阳精（氧气）不断地予以补充，以维持生命。

真气运行法的炼精化气阶段，就是把摄取的阴精、阳精，合并而化生为真气（能量），充养全身。

《素问·上古天真论》说："肾者主水，受五脏六腑之精而藏之"，也就是古代养生家所说的"五气朝元"。

在炼气化神阶段，丹田真气充足，肾气旺盛，两肾有如汤煎之热，即

"命门相火"的表现。第二、三腰椎处，即命门穴，"肾间动气"活跃非常，逐渐缘督脉上行，冲通夹脊，透过玉枕，直达脑海。肾气入脑，灌溉脑髓。髓海充足，精神饱满，动作轻捷，身心舒适愉悦，好像换了一个人。这个后天返先天的现象，也就是《老子》"蔽而新成"的说法。

炼气化神阶段，体现了"元精化元气"的过程，也就是练功者追求的目的。由于人们在习惯上只知有个肾精，因此一开始就在炼气化神阶段入手，不但效果不好，而且会出现很多毛病。由于过早使用了腹式呼吸，努力吸气，犯了化源不足、"揠苗助长"的错误！

真气运行法之所以进步快，成功率高，能够定期取效，就是因为遵循了"静极生动，动极复静"的自然规律和合乎生理的调息方法，以培养肾精、命火为法，不以抽调导引肾气为用。

通关之后，感到呼气与肾气相通，一呼真气缘任脉入丹田，一吸真气缘督脉入脑海，呼吸深长自然，体现了阴阳互根、一气混元的自然规律。

真气运行法第三步，丹田真气充实，肾脏功能增强，如命门火衰的尿频、阳痿、腰腿酸软无力、女子月经不调等现象即可改善。到第四步功冲通督脉使肾气入脑，补益脑髓，更增强了大脑皮层的本能力量。因此，对失眠、健忘、多梦等一些神经衰弱症状，都可起到良好的作用。

从生理学观点看，督脉贯通后的效果，概为肾上腺与脑垂体这两大腺体之间的互相激惹、互相补益的生理关系更加协调旺盛。在生理上表现为生机旺盛，再生力增强，由衰返壮。古人所说"要得不老，还精补脑"就是这个意思。

真气运行法对全身生理功能的改善，是随着功候的进展而逐渐显现的，以上只不过仅就五脏的变化略为说明而已，下面则是真实而具体的医案。

附：练功病例小结 45 例

练功病例小结 45 例，是在不同时间、不同地点、不辅以任何其他疗法的数百例患者自述中选出来的，从中反映出几个特点。

1. 从病例中看出，他们虽都患有多年久治不愈的各种病症，但治疗方法只有一个，说明真气运行法是增强自我调节的一种疗法。

2. 在练功过程中，谁入静好，谁进步就快，体内变化就明显，就能按时完成练功计划。体现了静极生动、动静相育的自然规律。

3. 通经络，尤其是通督脉（小周天），按照练功的方法和要求训练，他们进步的快慢基本是一致的。历来人们对通大小周天，认为是高不可攀的，即便成功也只是凤毛麟角。有些人说通督脉是不能做到的事，可是用我们的方法训练，就能如期完成，并且是共性的。这说明是生理上许可的，关键是方法问题。

4. 由于体内发生巨大变化，出现一些异常的感觉，无非是经络通畅、气血活泼、生物电集中、磁性力量发挥作用而已。可借以破除迷信观点和神秘的传说。

5. 真气运行法是激发调动自身潜力并加以集中使用，以达祛病延年的目的。真气集中到哪一个部位，哪里就发生生理上的变化，改善病理现象。因此在练功过程中，可以按进程定期取效，说明它的科学性。

6. 通过数十例病人自述其在实践中的亲身体会，反映出真气运行法每个阶段的方法都是准确而有效的，对真气运行法的理论起到了检验和支持作用。

病例 1　关于我练真气运行法的反应及效果

我是解放军某部军人，原患严重神经衰弱症，每天睡眠不到 4 个小时，中、西医久治不愈；气管炎 30 余年，咳嗽，痰多；胃病烧心 25 年，诊断不清，时好时犯，虽经多方治疗，迄无效果。

于 1975 年 7 月 15 日，经友人介绍由李大夫指导练功。现将练功的记录如下。

1. 练功情况（自 8 月 11 日开始）

8 月 11 日至 13 日：心窝部发热，向全身扩散，并感到身体有时缩小，有时向横加宽，全身发胀。

8月14日至16日：头上有反应，牙根通气，阴茎、睾丸有通气感，自觉小腹往下似井深。

8月17日至18日：有鸡蛋大的一团在上下腹部滚动，肛门周围有热气通过的感觉。

8月19日至20日：全身有发热发胀的感觉，像鸡蛋大的气团活动仍明显，全身强烈震动一次，几乎倾倒。

8月23日：坐骨、尾骨部有强烈的麻胀感觉。

8月24日：中午真气达腰眼，晚间坐功真气从尾骨顺脊椎渐上，颈及后脑有麻、热、胀、硬真气运动的感觉；前面自小腹、胸、咽喉、面颊都有同样的感觉。四肢全部通气。

8月25日至26日：从足心开始，脚跟、腿肚子、腿弯像一根粗绳向上拉，沿脊椎向上拉至颈部、头顶。上身先是被压而下俯，继则向后反张，20分钟后自然缓解，前面咽部紧张。经查看经络为肾经通气。

8月27日：两足第二、三趾间有强烈的烧灼感，上行至咽喉引起咽干、僵、麻、咽物困难的感觉，少时平复。经查看为足阳明胃经通气。

8月28日：气从小趾起循小腿后外侧过昆仑、委中上入腰脊，酸麻感强烈。经查为足太阳膀胱经通气。

8月29日：气从手小指行至腋下入胸，又由颈入脑。经查为手少阴心经通气。

8月30日：气从大趾上行至大腿内侧，后直通小腹两肋。经查为肝经通气。

9月2日：呼气时气沉丹田，下行至腿足，吸气时自尾间骨上脊背，脸发热，下颌发僵，头部麻胀，两太阳穴跳动。

9月3日：全身像一个大气球，尾间骨像气球的口，整条脊柱像通上电流一样，有麻酥酥的感觉。

9月5日：吸气时颈项强直，气上头顶，头发胀，眼眶酸，眼球胀。

9月10日：昨晚因外感致肩背部疼痛剧烈，头及上身难以转动，服镇痛药无效。中午练功50分钟，通气良好。每呼吸一次，疼痛即有减轻，练毕痊愈。

9月11日：坐功时觉得腰中像绕了一条宽带子一样。经查为带脉通气。

9月15日：小腹像没有东西，整个身体形成一个空壳。除气之外，好像空无一物。

9月18日：呼气时全身通气，吸气时也全身通气，但吸气时力量小一些，好像风箱一样，一拉一推都能生风。

9月22日：连日气通小肠经，练功时两臂很痛。

9月28日：今日坐功大发动一次，小与大的感觉先后出现。练功半小时后，全身开始缩小，节节松动，小至丹田消失。后又节节长大，身体像宝塔，气贯头顶。百会穴跳动明显，持续一小时之久，意识消失，无一杂念，这是坐功以来第一次入静。

10月4日：自第一次入静后，连日气上头顶，头顶和丹田形成一线，上下吸引。每坐就能入静，越是入静这个力量就越大，力量越大入静就越深。

10月25日：百日满。近来练功很平静，通气良好，入静程度也渐深，再未出现特别感觉，只觉功后身体舒适，心情愉快。

2. 疾病及健康情况　练功50天日后，神经衰弱好转，现已彻底好了。不论白天晚上，什么时候都能入睡，晚上一觉可睡6小时，头晕、头痛、全身酸痛等症状消失。胃痛及烧心已消失，但饭量未增加。气管炎有好转，但未彻底痊愈，可能因抽烟关系。力气增加，平时几十斤拿着都吃力，通关后自觉力气倍增，两手托120斤不觉费力，身轻步健，关节灵活柔软。练功百日，体重增加10斤，肿已消。

3. 个人体会　练功时最好做到意守丹田。可意随气走，意气合一。入静后可用轻、灵、空、通四个字形容。练功虽已百日，但有时还出现杂念，不能做到随时入静，可能功夫未到吧。

（薛　辉）

病例 2　真气运行法治愈我的心脏病

我是二十一冶建设有限公司电焊工，患心脏病多年。1976 年 3 月 5 日心电图检查：窦性心律，电轴右偏，半横位顺转，低电压，偶发性窦性早跳，发病时心跳气短，胸前区疼痛胀闷，头晕，全身发抖，面色苍白，手指麻、无血色，必须卧床休息。近来中午睡后必犯。

十余年来屡经中、西医治疗无效。于 1 月 18 日，在甘肃省中医院李大夫的指导下，开始真气运行法的锻炼。坚持每天三次，每次 20 分钟，方法是排除杂念，呼气注意心口。三天后胸部有沉闷的感觉，四五天后向下移动，约十天后呼气注意丹田，小腹发热。十五天后小腹充实有力，每当呼气时小腹由小而大似有弹力，开始坐时腰是弯的，此时腰自然直起，坐不直还不舒服，腰部开始发热，同时头部有麻胀紧痛的感觉。二十天后每次坐 30 分钟，鼻骨有压重感，头部更紧张，像戴上一顶小的帽子一样。腰部发热三天后，热力向上移动，到第三十天的晚上，头部发紧的现象减轻了，躺在床上像入睡时，全身麻酥酥的，随后感觉头部轰隆一声，全身都感轻松，头也不紧了。以后再坐，感觉百会穴随着呼吸而呼吸，仿佛与心脏跳动也有关系，我问李大夫，他说这是督脉通了，是一个大的飞跃。

未练真气运行法之前，心跳时胸部和脑内震动，全身发抖，头晕，就要躺下休息。练到二十天后就明显减轻了。坐通以后我的病再未犯过，手的颜色也变过来了。中午必发的一次，也经李大夫的指导，不要吃十分饱就睡而得以改善。

（李步琢）

病例 3　实践真气运行法的体会

我是一个电工。1973 年 2 月胃切除四分之三。自从 1976 年患心口疼痛，痛如刀割，引及后背，满床翻滚。平时口苦腹胀，不能吃饭，病情严重。经本单位医院检查，确诊为十二指肠溃疡、胃下垂、胆结石。1976 年 2 月 11

日转武山疗养院，入院时体重93斤。入院后屡次犯病，不能吃饭，不能入睡。心口疼起来，吃药打针都不见效，自觉病情严重，想回兰州治疗。

凑巧甘肃省中医院李少波大夫讲授真气运行法。他说真气是生命动力，真气运行法锻炼能使人体各组织发生很大的生理改变，因此能治好针药不效的各种慢性病，而且能防止疾病的发生。方法简单，易学易练。只要在呼气的时候，做哪一步功注意哪个部位就行了。当时我听了很怀疑，怎么吃药打针治不好的病，注意一下出气就能好？于是我抱着试试看的心情开始了。

一开始每天三次，每次15分钟。初练的时候，一吸气心口就痛，问李大夫怎么回事？他说是吸气时横膈膜下降，胆囊和胃受到压迫的缘故，注意长出气，不要深吸气。试练四天后心口痛大为缓解。二十天后心口发热，气通小腹，出现肠鸣排气。以后每次坐20分钟小腹发热，从此心口再没痛过，腹胀也减轻了。吃饭很香，饭量由一顿2两增加到4两，有时夜里还要吃点心，不然饿得睡不着。

由于病情好转，我的兴趣也高了，每天坐的时间也长了，每次总在半小时以上。到三十天后，小腹充实有力，气也够用了，走路也有劲了。后腰有一股热力向上冲动，自觉手掌胀大，浑身跳动，有时像虫子爬行，身体上浮像驾云一样。有一次一股力量自腰背向上冲，头部轰隆一声，共震了三次，督脉通过了。

督脉通以后，每次坐功时自觉真气在脊柱两侧沿着脊椎上下移动，感觉很清楚。从此胆结石症状消失，胃部不舒服一坐功就好，食欲大增，一个月体重增加10斤。睡眠恢复正常，精神愉快。

（赵连贵）

病例4　防治疾病的好方法

我是一个长期神经衰弱的患者，经常睡眠不足，严重时两三晚上不能入睡；即便是勉强入睡，也是迷迷糊糊，常伴噩梦、遗精、盗汗。平时身体极度衰弱，白天头昏脑涨，这样持续了好几年。后又并发了慢性消化不良症，大便每天两三次，有时两天一次。在这些慢性病的折磨下，我未老先衰。后经友人介绍练太极拳，经长期锻炼，身体有所好转，但病情仍时轻时重。

1975年7月在李少波大夫的指导下，我开始练习真气运行法。经过八个月的锻炼，使我睡眠有了很大的改善，消化功能明显好转。练功记录如下：

1975年7月1日开始，采取自然盘坐式，每天三次，每次15分钟，调息以呼气为主。至7月22日，坐功时间延长为20分钟，每天三次，气往下沉，至8月1日，食欲增加，性欲旺盛，丹田部位有充实感觉。至8月17日，头部清爽，丹田充实有力，收功后20分钟逐渐消失。至8月22日，丹田真气稍往下沉，有如一线随呼气直通阴茎头，如此两日后消失。小腹如半流质食物发酵，排气较多。至9月4日每坐后约15分钟两腿内侧三阴交穴部位发热，为长约15厘米、宽2厘米长形范围，如此三天后消失。从此以后每次练功头部更觉清爽。至9月19日，呼吸较前细微，能安静入坐40分钟以上，入静程度也较前深。至9月26日，整个身体下沉，有时感上身轻浮。至10月9日，丹田内部有轻微的震动感。至11月13日，入坐时间能持续一小时，会阴发热发麻，五天后消失。至12月21日，丹田内的力量缩小如核桃一团，但明显坚实，而全身胀大，头部印堂穴处有紧麻的感觉，好像擦上清凉油一样。1976年2月3日入坐后约20分钟，丹田真气突然下沉至会阴部，肛门周围有一缓慢的热流，沿脊柱上行至头顶百会穴，产生一种热麻的感觉，又下降到鼻下人中穴、咽下天突穴，沿任脉而下至会阴穴。从此一呼沿任脉下至会阴，一吸沿督脉上至百会，两处都有明显的活动力量。

（杨忠荣）

病例5　真气运行法对冠心病的疗效

我从青年时身体就不好，经常闹病。因为旧社会医疗条件很差，所以屡治不愈，健康问题成了我思想上最大的负担。因此，凡耳闻目睹有利于身体健康的药物方术等，都想吃吃练练，但始终收不到良好的效果。1962年春天我患上高血压和冠心病，住院治疗迄无效果，严重地影响了身心健康，精神负担很重。几年来跑医院，寻上等药，始终不能解决问题。后经甘肃省中医院李少波大夫指导练习真气运行法约一个月后，睡眠基本正常，血压有所下降，并趋于稳定，饮食也增加了。持续半年多，一天在练功时突觉有什么东西自后背及颈部向上猛冲一下，头内轰的一声，一时眼花缭乱，神志不清。过了一会儿，头脑特别清醒，全身舒适轻捷，冠心病的症状若失，这种威力是意料不到的。

近年来一直持续锻炼，每日一至三次，每次在一小时以上。在做法上仍是注意呼气，吸气时任其自然，已经成了习惯。坐通以后行立坐卧都可练功，睡前醒后只要集中思想注意呼气三五分钟，体内就会有真气活动的感觉，时间稍长四肢粗胀，脚心像冒水泡的样子，随呼吸而动。

根据个人练功体会，真气运行法确是防病治病、保持健康的一个好方法，易学易练，既不消耗物资，又比跑医院节省时间。只要随时注意一会，就感到身体舒适，精神愉快。对消除疲劳特别有效，在劳累的时候，只要用几分钟的时间注意呼气入丹田，觉得腰部一松开，立刻疲乏就解除了。这对工作是多么大的帮助啊！这一方法值得大力推广。

（焉寿先）

病例 6　练真气运行法的感受

1961 年秋，我患肋骨结核，经中、西医治疗无效，兰医检查须手术治疗，自己胆怯不敢手术。经领导同意回原籍蓬莱治疗休养，也无效果。听说静坐可以治好慢性病，但是无人指导不可盲目试验，以防偏差。因此虽有渴求，不敢轻试。

第二年初，我因患瘘管，住甘肃省中医院治疗，在此期间我发现该院设有真气运行法练功室。心想这里一定有医师指导，我的愿望可以实现了。经同志们的介绍，我认识了李大夫，见他红光满面，精神焕发，给我留下深刻印象。他待人真诚，我学习信心十足。此后每天上午两次集体学习，另外我回到病房有时间就坐，并研究一些医学知识。每天静坐的时间很长，除了吃饭睡觉外，大部分时间是练功。

大约过了一周，我感到手脚发热有汗，坐时左右摇摆不稳，过了几天这些现象自然消失了。二十天左右，感到脖子后酸痛，两肩压重。我请教李大夫，他说这是正常反应，不必担心。这样又持续了四五天，在一天将近12点钟，突然有一种奇异的感觉，周身好似铸在一起，紧凑有力，头顶也有一股力量和丹田相接连。感不到鼻孔的呼吸，只觉得一呼一吸都在百会、丹田两个部位有节律地活动。此后每次静坐时，真气就由丹田经尾闾、脊背到头顶。脸上像虫子爬，有时两腿周围像霓虹灯一样晃来晃去，有时嘴的周围像用绳子扎起来，上下齿像是胶着在一起，想张也张不开，这种感觉几天后才慢慢消失。有时感到全身像一个整体进行有规律的呼吸。有时觉得只有丹田在呼吸，身体各处似真空一样，轻松愉快有如波平月圆，清净无比。

我住院只有两个月，但每天练功时间比较多。住院病号中，虽然我是最重的手术之一，但伤口较一般人愈合得快，因此提前出院了。原来的肋骨结核也从此痊愈了，多年的耳鸣耳聋症也好了。

十几年来，由于工作调动频繁，练功无法坚持。后来出现高血压，曾休克晕倒，虽用药物治疗不能根除。经配合坐功治疗，现血压基本正常。根据我个人的体验，只要坚持锻炼，真气运行法确是防病治病、保健强身的好方法。

（李延清）

病例7 真气运行法对胃病疗效好

我们三个人，都患程度不同的胃下垂，神经衰弱，全身关节痛，不思饮食，食则腹部胀痛难忍，大便不正常。走路时必须用手托住小腹，行路困难。身体消瘦，经常失眠，很容易感冒，久经药物治疗无效。

2月25日，听甘肃省中医院李大夫讲真气运行法可以治好多种慢性病。其中就谈到胃下垂一症，据说真气能使松弛的胃体恢复功能。丹田真气充实后，能增加上浮力，把胃推上来。我们听了很高兴，但信心并不大，抱着试试看的态度开始练功。每天三次，每次20分钟。练了几天，心口有沉重感。又过了几天，每次呼气心口就感到发热，胃部有些舒服，消化有所好转，这才增加了我们的信心，立志每天坚持锻炼。

练功至二十天，小腹跳动有声，排气较多，小腹感到饱满，走路腹痛减轻，饭量逐渐增加。二十五天后，睡眠大为改善，食欲大增。四十天后，两臂和两腿内侧及手脚心部有跳动发热的感觉，会阴发痒发热，面部痒麻跳动，肩背部有一股力量由颈后上冲，真达头顶，头被冲得摇动，头皮奇痒，印堂和鼻骨都很紧张。两腿两臂外侧跳动也很频繁。六十天后，每一呼气，真气便从任脉下至丹田，一吸气真气从尾闾上升至头顶百会穴，每一呼吸全身都感到通气。从此全身疼痛消失，轻快有力，走路时肚子也没有坠痛的感觉。我们虽然没有钡餐透视，但自觉胃下垂的症状基本消失了。体重有的增加六斤，有的七八斤不等。七十天后每练功时就感到丹田与百会穴之间有一种力量互相吸引，全身舒适，小腹更加充实饱满，有时像把胃往上托的样子。我们体会到，真气运行法的锻炼，对人的健康是有很大好处的。

（程继先　李春梅　李莲凤）

病例8　真气运行法对类风湿性关节炎的疗效

我患类风湿性关节炎及风湿性肌炎五年多，关节变形，四肢抽搐，肌肉跳动，十分痛苦，失去工作能力。先后在西安、兰州经中西医治疗稍有好转，但仍不能工作。于1976年3月在甘肃省中医院李大夫的指导下，进行真气运行法治疗。兹将治疗情况记述如下：

1. 练功时身体的变化　十天后心窝部发热，小腹跳动，4月4日自觉一股力量从两腿前外侧向下如流水状直通脚面，后从小腿内侧向上直达腿跟。4月8日自尾骨、腰部痛胀感往上冲，使身体动摇，至19日真气通过，胀痛消失。

4月22日这股力量由两手合谷穴经手臂上侧上行，环唇后在人中穴会合，至鼻旁入鼻内；5月12日由眉头沿头顶两侧向后下方至顶。又一股力量沿脊椎上冲，如流水状压力很大，直上头顶。从此头也不胀了，鼻骨有紧张感，两臂内侧由内向外通过手心有跳动感觉，每一呼吸手心脚心都有吹风感觉。5月26日以后，全身通畅，遍体舒适。

2. 练功效果 在练功过程中，凡真气未通过的部位，都痛胀得非常厉害，等通过以后疼痛就好了，尤其是我原患鼻窦炎，头痛厉害，任督脉通过后头也不痛了，并流出很多浓臭液，从此鼻子通气良好，一呼一吸全身通畅舒适，没有痛的地方，只是下雨阴天时稍有不适的感觉。现已能正常上班愉快地工作了。

3. 个人体会 几年来受尽折磨和痛苦，使我失去了活动的能力，医生下了结论为不治之症，没有想到在短短的七十天的时间里我又恢复了健康。我深深感到真气运行法是治疗慢性病的好方法。只要有信心有决心，坚持锻炼，功到自然成。既不费钱又不费事，易学易练，这个好方法值得大力推广。

（李海林）

病例9 实践与感受

我是一名女职工。1971年3月得了产后风，发展为风湿性关节炎，累及心脏，浑身肿胀，无处不痛，气短无力，行动困难。六年没有上班，内心非常痛苦。

听李大夫讲，真气运行法能增加人体的生命动力，可以治好很多针药不效的慢性病，容易学会。于是我就按讲的方法试练了二十天后，腹内发热，肠鸣排气，手发胀，食欲好转。六十天后，小腹充实饱满，浑身跳动，有时像虫子爬行。真气走到哪个关节部位，哪里就胀痛，真气通过以后，原来的疼痛也就好了。八十天后，丹田热力旺盛延至大腿，全身发痒。一次坐功时，自两内眼角沿头顶两侧向后脊椎两旁有两股轻灵愉快的动力直抵腰中。从此上身舒适轻快，接着丹田真气经肛门沿尾骨向上行。百日后背后有一股力量上升至头顶，胀了几天，有一次在做卧功时被一股巨大的力量震醒了。每次坐功就有一股力量上至头顶，一呼一吸轻松自然，逐渐地鼻炎也消失了，月经转正常，全身症状均消失，吃饭正常，肿胀全消，体重由 108 斤降至 100 斤。

个人认为真气和疾病作斗争时，也还是要费一番力气。战而胜之，自然轻松愉快。

（郭开玉）

病例 10 真气运行法治疗肺癌有希望

1977 年 5 月经体检发现我右肺中叶有 4 厘米 ×5 厘米 ×6 厘米的阴影，即用青链霉素治疗。二十天后未见好转，拍正侧位片、体位断层片及纤维支气管镜检查，初步诊断为肺癌。做了 9 个月的抗癌治疗，效果不佳，随即赴京准备手术。

在京期间，作支气管碘油造影，结果，右肺中叶呈鼠尾形狭窄，医院意见：肺癌……又在两个肺癌专科医院做痰涂片、支气管镜检查，确诊为"右肺中叶腺癌"。住院术前检查，心脏不好，肺功能不全，有叶间粘连，恐手术危险，改为远距离钴 60 放射治疗。前后共照射 6000 拉德，在照射治疗过程中，由于白细胞下降到 2.8×10^9/L，在危险线以下，即停止，改用升白细胞药物，两周后白细胞恢复到 4.5×10^9/L，又开始放射治疗。到后期肺部炎症加重，每晚必须吸氧才能入睡。勉强维持照射完 6000 拉德，出院时拍片肿瘤没有变化。又到另一个医院住院治疗，大量用抗生素，从每日 500 万单位青霉素逐渐增加到 1000 万单位，共注射月余，症状有所改善，但发现右侧胸部肌肉逐渐萎缩，右肩低下成了偏肩，前胸后背钴 60 照射处肋骨骨质增生，高出皮肤表面半厘米；后背压痛，右肩不能抬高。3 个月后复查肿瘤，片子仍无变化。1980 年 2 月 8 日由京返兰州。到兰州后，由于海拔高，气压低，空气差，下车后就感呼吸困难，胸闷气急，并发生咯血。立即住院，七天血止。但由于缺氧，致面色青灰，口唇发绀，浮肿，不能平卧，每夜只能睡三四个小时，夜多小便。白天胸闷气短，一动就喘。

4月份开始练习真气运行法。练功不久，痰即易咯出，呼吸亦平稳，在呼气注意心窝部时，感到有股气流向右肺侧流动，收功后即无。两周后，可以平卧入睡，夜间小便次数减少，后背压痛减轻。练功1个月后，曾两次在练功中，肺癌部位发生撕裂样剧痛，后又发生过游走样痛，1个月后消失；骨质增生亦缩小。随着练功的深入，呼吸平顺，缺氧情况好转，面色渐由青灰转为苍白，浮肿消失。由于身体条件差，6月中旬才通督脉，7月底拍片复查，报告为："治疗前后，两片对比，病变稍有缩小，密度增高，胸膜增厚较明显……"。9月底又拍片，病变有缩小，但纵隔向右移位。

总之，我经过半年的真气运行法练功治疗，肿瘤稍有缩小，未发现复发和转移，病情稳定，可以平卧和双侧侧卧入睡，睡眠良好，骨质增生明显收缩，不再疼痛，面色已稍有红润。能有这样的结果，是非常令人鼓舞的。出院后仍坚持练功，精神一直很好，经X光拍片右肺已呈纤维化，除吐痰较困难余无痛苦，但一坐功痰就能咳出。现已六个年头，今后一定长期坚持下去。

（崔长佑）

病例11　我患肝硬化获救了

8年前我患了无黄疸型传染性肝炎，病后两年变成了肝硬化，中西药治疗都不见好。这次住院检查，医生说肝在肋下8厘米，很硬，一压就痛，脾也发硬，肚子里还有水，两条腿用手一按一个坑。

参加真气运行法治疗3个月，身体变化很大。练功的时候，有时觉得舒服，有时觉得不舒服，不管啥样，我只听医生的，一心练功。

现在经医生检查，肝已缩小到肋下2厘米，脾也有缩小，都变软了，肚子里的水也没有了，全身也不肿了，饮食增加，吃起东西来有味道，睡觉也再不是负担了，像换了一个人似的。我身患肝硬化获救了，这是连做梦都想不到的事情，我一定要坚持练功。

（苗淑芳）

病例 12　练功一百天的感受

1. 练功前的情况　三年前患肾盂肾炎，住院治疗 3 个月，尿常规检查恢复正常，但血压却逐渐增高。三年来常在 160/100 毫米汞柱以上。中西药治疗，很少见效。经常头痛、头昏，失眠、食少、疲乏无力，饭后腹胀，腰痛，手心热，有时气短、心悸、烦闷；还有妇科病、全身性关节炎，气候变化时就痛。

2. 百日练功体会

（1）练第一步功：三天后，感觉心窝部发热，手麻、出汗。功后腰痛、腹响，全身不适，关节酸困。一周后，练功时思想集中。两周后，热扩散到中腹部、两肩、头部及下肢。

（2）练第二步功：两天后，丹田发热，小腹饱满沉重，气多。在练功的第四周，尿量增多，次数也增多，平均每过 40 分钟一次。一周后，尿量更多，而次数减少，自觉身体轻捷舒适，浮肿减轻，血压下降。

（3）练第三步功：自觉丹田有气丘形成。在一次练功时，感到心窝部有一股热流直趋丹田，而丹田中的大气丘随即分裂成两个小气丘，分别左右缘带脉汇合于命门。

次日上午练功时，突然觉得心窝部有股热流下至丹田，命门有股热流冲过玉枕直达百会，随着一声轰震，头很胀痛，并喳喳作响，耳朵听不到别的声音，牙根胀痛，前额奇痒。接着，百会穴处的热流像水银一样流向印堂、鼻腔，然后到心窝部，再下到丹田。这是任督脉已通，在一瞬间，完成了第四步功。

（4）冲通督脉以后：小周天通了以后，大周天也通了。一练功，就感觉有一股清凉的气流，从命门上到百会，再从百会直下脚尖，从脚尖又上尾间；有时还觉得像蚂蚁爬一样，麻酥酥的，从左到右，从上到下，相互交错流转；有时感到一点外呼吸都没有了；有时感到气流很沉重，像铁块一样向丹田沉；有时感觉气向上升，超过头顶一两尺高；有时感觉有气体把自己包围着。总之，入静的感觉是美妙的。在短短的 3 个月中，我已尝到了真气运行法的甜头。目前，行动轻快，饮食增加。由原来每天吃 4 两粮，增加到 8 两至 1 斤。饭后腹胀已消失，小便通畅，关节也不痛了，睡眠已好，精力旺盛，心情愉快，妇科病也减轻了。医生说我现在的血三脂：甘油三酯 125 毫克%，较入院时降低 165 毫克%；β 脂蛋白 550 毫克%，较入院时降低 50 毫克%；胆固醇 228 毫克%，较前增加 42 毫克%；肾功能（P.S.P）53%，较前增加 8%，有改善；血压也经常在 130～140/90 毫米汞柱，较入院时好转。练功一百天收获很大，今后我要将这一方法坚持下去，争取疾病的彻底痊愈。

（孟祥苓）

病例 13　练功收获

我已年过古稀，按真气运行法练功，100 天内通了关，这是我当初所意想不到的事。我的练功经过是：

第一步，呼气注意心窝部。练了十天，心窝部感到很温暖。第二步，意息相随丹田趋。练了十五天，觉得真气下行，丹田发热，热气向满腹扩张。第三步，调息凝神守丹田。练了二十天，不但丹田有饱满之感，而且真气已到后腰。这以后便做第四步，通督勿忘复勿助。我想着丹田，也注意后腰上的真气活动。这一步比较难，真气上升至夹脊，即停止不进。以后缓缓活动，经过十五天左右，才感到上达玉枕关。这个关阻力最大，真气集中在脖子后，总是上不去，只感觉头部有时很不舒服，前额、左腮疼痛，头皮紧张，发根奇痒，百会穴跳动，两耳之间连两耳在内，好像是一道墙，紧胀得很，气通不过去。还有两次感觉玉枕关那里，"嘎"地响过，但气还是上不去，这样经过约二十天，在一天下午 2 点半左右，睡醒后一翻身，忽觉一股热气冲到玉枕关，从玉枕关再往上，有二指宽一道凉气上冲脑际，后脑部像开了一条渠道一样，头顶感到凉爽轻快。这样历时约 20 分钟，我又睡着了。通关后，真气的运行并不十分顺利；又过了二十多天，才比较通畅。气一上去，头顶部即有凉爽感觉。这中间，继续头紧头痒，不过减轻得多了。

我从练功中体会到，年纪大的人进步慢，通关也不如青壮年容易，但只要按照功法，认真锻炼，坚持不懈，不要操之过急，自然会水到渠成，玉枕关是可以通过的。

关于治病方面，我有痔疮，以前每周常有一两次便后流血。从练功起，3个月来再未流过血。还有消化不良的病，经常口味不好，大便也不正常。练功后消化功能很快就恢复了正常，体重也增加了六七斤，这是从来没有过的。我还有左侧面部神经性抽搐症，现在也大为减轻。练功前血压曾高达220/120毫米汞柱，练功后已降到170/90毫米汞柱。虽还未达到正常数值，但已无头昏头痛的感觉。现在我信心十足，一定要坚持下去。

（王沂暖）

病例14　练功的感受和效果

年过古稀的我，身体大有一年不如一年之感。至于多病，更不待言了。有幸参加了真气运行法辅导班，历时一百天。在练功期间和结业后，我对许多问"练功效果怎么样"的同志答复是：好！很好！开始，我是半信半疑，三五天后变为相信，一个半月以后又变为坚信不疑了。我为什么这样说呢？这是因为以下事实教育了我。

1. 几年来，我患高血压症。练功前为180/80毫米汞柱，练功后稳定在140/60毫米汞柱。

2. 在练功不满一个月时，饭量由每天的6两增加到8两，体重由练功前的120斤增加到124斤。

3. 多年来的神经衰弱、失眠等症，练功两个月就完全消失了。

4. 近五年来，每到冬季头部怕冷，非戴棉帽不可。手指足趾更怕冷，尤其是中指末节冷得发麻。这次练功正逢严寒季节，练功一周后暖气从内运行，贯通到指尖，怕冷现象完全消失。

5. 在三个多月的严寒季节中，只伤风一次，第二天就好了；原来走路脚跟不稳，行走蹒跚，练功后可以弃杖稳步而行；视力也有所增强，戴上老花镜能看清楚五号字，能写小楷；听觉也有所增强。这都是练功前办不到的。此外，睡眠完全恢复正常，入睡快，能睡 8 小时。

6. 真气运行法确有"通督"的特点。我这 78 岁的老年人，通督时玉枕关处亦"轰"然有声，这也是出乎我的意料。

总之，事实教育了我，我有决心，有信心，将自己的"风烛残年"变为"老当益壮"。

（关中哲）

病例 15　真气运行法治疗经过

我患高血压和类风湿性脊椎炎，未做真气运行法之前，血压为 130/120 毫米汞柱，经常头痛头晕，不敢活动；脊椎经拍片检查，从第九胸椎至第一腰椎均有增生，经常腰背酸痛，翻身都很困难，颈项强直，头转动受限制，坐骨神经也受影响，有时痛得厉害；不能抬脚弯腰，尤其咳嗽、喷嚏时更为疼痛难忍。

经过真气运行六十天锻炼，血压下降至 120/90 毫米汞柱，以上症状全部消失，只有阴天下雨时稍感酸困不适。兹将锻炼过程中的变化记述于下：

自 5 月 12 日开始做功。第一步守心窝，在第十天逐渐发现心口发热、腹内作响、脐部蠕动等现象。22 日至 31 日，第二步守丹田，脐下微动，热力像气流一样绕腰部转了两圈，共发生了两次（带脉通）。真气由尾闾上升至命门，像一个喷头向上喷水似的，半小时静坐，头部左侧有蚁走感。6 月 1 日至 4 日，每做功时四肢即有跳动感，有时身体上浮，真气从尾闾、命门直上脖子，头上窜动现象增多。6 月 5 日至 15 日，由尾闾、命门有四指宽的热流沿脊椎上至脖子，脚心随呼吸而动。16 日至 20 日，乳部有一种清凉感觉直抵心口，又一次真气由命门上升，力量很大，像一股水箭喷射似的冲通玉枕，随后气流从百会穴顺印堂而下，一呼一吸循环往复。百会与丹田上下呼应吸引而动。21 日至 28 日，督脉通后浑身活动频繁，皮肤有痒麻感，身体有轻重感、凉热感，大小经络相继通畅无阻。29 日至 7 月 9 日，入静良好，外呼吸若存若无，自感无物无我，只觉一股磁性吸引力在活动，身体非常舒适。

从前也跟人学过气功，费了几年的时间，花了不少的力气，没有一点成就，更谈不上减轻疾病。经李大夫传授真气运行法，仅仅两个月的时间，身体起了重大的变化，驱走病魔，疾病若失，确实喜不自胜。为此编几句顺口溜以表心情：

与病斗争，如上高峰。

良师惠我，真气运行。

至人至理，呼吸以重。

活力再生，济世良工。

救死扶伤，谆谆传功。

循乎自然，持之以恒。

光阴易逝，流水传情。

孜孜不倦，做好学生。

（沈渭阔）

病例16 真气运行法比吃药好

我患低血压、糖尿病已六七年，曾休克过四次，面色青黄，睡眠梦多，晨起非常疲乏；两膝关节患风湿性关节炎，发凉发痛，阴天更重。

从5月下旬开始用真气运行法治疗。开始每天做一至二次不等，效果比较慢。到1个月的时间才觉得心口有一股热流向全身扩散，持续时间很长，随着时间的增长，这股热气也延长了。以后每天做三次，每次约40分钟，由于做功次数的增多和时间的延长，效果较前明显了。7月5日，一股热流从丹田经脊椎直通脖项，有一次做功感到身体小得像几寸长的小木棍。7月10日一次做功，感到全身发热，暖洋洋的像是春天，叫人有舒服愉快的感觉。一次在做功中自觉身体大得难以形容，两臂像是房梁，两手指像房椽那样粗。几日来头部像唐僧在念紧箍咒，面部麻酥酥的。14日一股热气从丹田发出，顺脊椎向上猛冲直过颈、头、面部，一股接一股连续上升。17日督脉通后，浑身暖洋洋还发痒，各处走窜跳动。两膝关节困酸，就像脱了节一样。一次从头部开始，沿头顶两侧向后下入脖子顺脊椎骨两侧下行到腿后面至脚趾，气流非常活跃。18、19日两天，每做功浑身的皮肤下面就有像气泡样的东西咕嘟咕嘟地颤动。

通过以上的现象，说明身体内部发生了极大的变化，因此疗效也相当好。经过两个月来的真气运行法的锻炼，我的脸色从青黄变为红润。睡眠很香，夜里梦也少了，腿上感到温热舒适，精神很好。

（元冰心）

病例17　真气运行法防治感冒

我自幼体弱，且少锻炼，未老先衰。1973年患感冒引起周围神经炎，右下肢肌肉萎缩，多方治疗微有效果。由于感冒纠缠不已，虚汗淋漓，前功尽弃。

1974年4月下旬，听李少波大夫讲授真气运行法，耐心做了两星期，腹内发热，充实饱满，肚脐跳动。二十天后身体前后微动，后腰发热。身上出现了预期效果，也就更有信心了，坚持每天三次，每次做1小时，一般在15分钟后，杂念减少基本入静，有时身体发热或清凉舒适，有一次肚内若空，不知是否存在。到一个月时腰背发热如火，沿脊椎上升，坐后有烫手的感觉，此后每坐都是一样，并向全身放散。四十天后一次像有人在颈部用指头向上搔了几下，过后头部像有温水流动，又过两天感到水珠由面部顺鼻尖流至喉部停止，感到闭气难受，五六分钟后消失。6月中旬，头部水珠沿面部像一个倒三角形流至喉部，直流入丹田而散。6月下旬，一次感到身如铁管中空，并有一种力量把自己提离座位似的，坐毕头脑清醒，身体凉爽，病腿也甚轻快。此后每次练功后身体舒适，腿部凉麻感消失。手足心呼吸也动，头顶有一种力量在活动。

我对真气运行法的唯一感受是把纠缠不休的感冒基本治愈。近两月来虽也感冒过两三次，经过练功一小时，不服药不打针，病就好了；腿病明显转轻渐好，再不出虚汗，这主要是真气运行法杜绝了致病之因。

（王进德）

病例18　真气运行法治好了我的肠粘连

我是河西堡地区的矿山工人，1976年6月因工负伤，当时休克长达24小时之久。医务人员为了挽救我的生命，及时做了腹部探查术。未料术后引起肠粘连，经常腹胀、胃胀，发生间歇性的肠梗阻，一犯病就上不能吃，下不能便，呕吐不止，身体日渐衰弱，抵抗力大减，时常感冒。自己觉得生命危在旦夕，身体上、精神上的痛苦，折磨得我死去活来。一年来，跑遍了兰州的各大医院，打针吃药，理疗按摩，效果始终不明显。在走投无路之际，偶于一同志处得李少波医师所著《真气运行法》一书，如法行之。不料竟在22天内将我的痛苦一扫而光。这是连做梦也未曾想到的奇迹。现将经过介绍如下：

1977年6月10日开始，每天三次，每次20分钟，前五天感觉不明显。从第六天开始有感觉，至第十天，每做几分钟就开始浑身发热出汗，腹胀、胃胀有所减轻。第十天至第十四天，做功增至1小时，肠鸣排气增多，腹胀、胃胀已基本消失，食欲开始好转，第十五天，心窝部有热感，稍用意识引导，即下降到丹田。第十六天至第十八天，丹田热感大增，腹内肠蠕动有时像翻滚一样，第十九天，在腹内肠翻滚了一阵后，觉得像空了一样，并且产生了自有病以来第一次饥饿感。第二十天至第二十二天，小腹产生了虫子爬行感，而且热向两肋扩散。第二十三天天未亮即开始做功，几分钟后丹田热感即向腰部扩散，渐而感到全身温暖如春，轻松愉快。

从此，腹胀、胃胀全部消失，也未发生过呕吐，体质较前大好，饮食有味。睡眠香甜，感冒也减少了。现在无论吃冷吃热，都觉得受用，浑身轻捷，精力充沛，清爽愉悦，幸福无边。

（康　民）

病例 19　真气运行法治好了我的癔病

我于 1977 年 10 月 28 日晚，突患眩晕病。当时天旋地转，呕吐心惊，四肢发凉，坐卧不宁，病情十分严重。当即在兰州市各医院诊治，有的说是神经官能症，最后确诊为癔病。医院对我这病没有特效疗法，后经朋友介绍到中医院李少波大夫处医治。开始用中药、针灸治疗几次，就叫我练真气运行法。

初练功时，思想静不下来，我就由少到多，每天做功五至六次，每次约 20 分钟。五天后感到心口发热，热力逐渐向下走。以后丹田发热，小腹充实饱满。一个月后背部有一股力量沿脊柱向上，经后脑至头顶，头皮奇痒，脸上像有小虫走动，四肢也发热跳动。以后每次做功都有不同的感觉出现，如身躯异常高大和极度缩小，有时轻飘飘的，有时很沉重等。当时不能理解，幸得李大夫热情指导解释，并叮嘱各种反应都是真气在体内起作用的表现，这就坚定了我练功的信心。我就按照他的指导，集中思想每天坚持练功，慢慢地感到心情愉快，饭量显著增加，病情逐渐好转。两个月后，我的症状已基本消失，体重较未患病以前增加了 10 斤。有些久未见面的熟人都感到很惊奇，庆幸我癔病的痊愈。我也十分高兴，真气运行法使我恢复了健康，重返工作岗位。

（王玉民）

病例 20　真气运行法治病有感

我是个 15 年来未曾治好的肠胃病人。急性病拖成慢性病，患有胃下垂、十二指肠球部溃疡、结肠直肠炎（大肠萎缩、充血水肿、自发性出血，已经占位，侥幸尚未恶变）。此外，还有久治不愈的神经官能症、关节炎，长期腰疼、耳鸣。脑子像针扎样疼，失眠健忘，多梦恐惧，周身关节痛，肠胃痛，吃饭很少，身体消瘦，心跳气短，四肢无力，贫血、低血压。被疾病折磨得未老先衰，十分痛苦，耽误工作，先后四次被迫住院，无甚效果。正在这无可奈何、走投无路的情况下，抱一线希望前来参加真气运行法治疗。

在治疗中，大夫们热情指导，第一步经过调息，注意心窝部，不到一周时间，心窝感到了胀、热、沉，气往下沉。第二步气沉丹田，感到腹胀、肉跳、肠鸣，每天做功八次自觉有点累，但精神很好。第三步筑基阶段，感觉很多。气沉丹田后，腹胀、肉跳、蚁行感、肠鸣、排气多，感到丹田充气越来越多，形成气丘逐渐增大，肠胃活动剧烈，但不疼。自觉胃在上升，饭量增加，大便成形，睡眠好转。通督后，全身疾病已被控制，好转很快。现在每天饭量增加到1斤3两，体重陆续增加了10斤。经中期钡餐透视，胃已上升到6.3厘米，基本恢复正常。十二指肠、结肠、直肠也恢复正常，血压亦有上升（105/70毫米汞柱）。

（徐　宏）

病例21　真气运行法为治疗肺结核开辟了新路

我患肺结核已经多年，经中、西医治疗均未奏效，我几乎丧失了信心。从患病起整天萎靡不振，饮食不香，干咳不止，身体日渐消瘦。多次拍片检查，证实右上肺结核，而且每一次拍片检查均比前一次加重，阴影扩大，空洞形成，在症状上出现痰中带血。

就在我心情沉重之时，听说甘肃李少波先生来我省办学习班，我抱着试试看的心情，参加了旁听练功，谁知经过两个多月的练功竟然取得了意想不到的效果。今年3月初，我开始按李少波先生的指导一步一步开始练，一个星期左右便感到心窝部发胀、发热，达到李老师所要求的预期效果。接着再练第二步、第三步……练到20多天时开始感到右胸部疼痛，并且越来越剧烈，全身也不那么舒服，有一天竟咳出几口血来。这样，我便想中途停下来。后来一同练功的同志鼓励我坚持下去，我便将此情况向李老汇报，他告诉我这是好现象，说真气通过病灶会有反应，一个多月后即4月21日，我有了所谓通"小周天"的各种感觉，如头皮、嘴唇发麻等，此后整个身心好像豁然开朗一样。

在整个练功过程中，虽然中途一度有过一些不舒服的感觉，但精神、饮食、睡眠等各方面均有不同程度的改善，通"小周天"后这些方面明显好转，体重也较前增加了。同志们都说我的气色比以前好多了。我心里分外高兴，抱着好奇心我又去同一所医院再一次拍片检查，对照以前的片子，医生和我都感到惊奇，只见肺部结核灶比以前缩小了三分之二，肺空洞也已愈合了，想不到久治未愈的肺结核经过两个多月的练功好转得如此迅速，可以说真气运行法为肺结核的治疗开辟了一条新的道路。

（黄爱民）

病例22　真气运行法对胃下垂有疗效

喜闻李老亲临讲授真气运行法，我抱着治病的希望来到学习班。我患多种慢性病，明显影响生活和工作的是三度胃下垂。患此病已8年，身体日益消瘦，倦怠无力。站立、走路或手持重物时小腹便坠胀难受，饭后必须坐着或卧床半小时到1小时，长期以来依赖人工胃托方可活动。练功不到1个月的时间获得了显著的疗效，症状基本消失，精神好转，并已解除了胃托的约束。此后身心轻松，我像一个残疾人丢弃了拐杖能走路一样喜悦。现在体力也有些好转，能够做一些轻微的家务事了。过去经常感冒，服药也难控制。练功以后，虽因衣着不慎也患感冒，但每次应用"六字诀"呼吸法加练功一两次，症状即可减轻，不需服药便能痊愈。

虽然获得了初步的成绩，但由于主观努力不够，我的练功效果与其他同志相比还是落后的，直到现在还未达到一个飞跃——通督脉，总结其原因有三个方面：一是杂念多，入静不理想；二是感冒频繁，影响功效；三是身体素质太差，元气不足。"失败为成功之母"，我绝不灰心，回顾练功过程中真气在体内的活动情况，我坚信自己能在今后日积月累的实践中逐步提高功效。

经过学习班的短期训练，我开阔了眼界，增长了知识，初步了解到真气运行法与医学的密切关系，我认为每一个医务工作者都有学习真气运行法的必要，尤其是中医界同志有必要把它当成必修课。为此，我建议卫生部门不仅限于宣传，最好能普及学习，组织实践，继续开办学习班，为加快发掘中医学宝贵遗产，为提高我国人民的健康水平而努力。

（何汉英）

病例 23　高血压、冠心病要练真气运行法

我是一个严重的高血压、冠心病患者。这次参加了真气运行法的学习，虽然目前尚未达到理想的通关要求，但我的病情有了很大的好转。

入院医治后一个星期我就参加了真气运行法学习。练功之前，我经常失眠，服安眠药也无多大效果。每日常眩晕、胸闷，经常感冒，食欲不好。除此以外，还常有阵发性房颤发作，十分苦恼。自参加真气运行法学习班以来，我一次感冒也未患过，并且感到头脑清爽，食欲很好，三个月来体重增加了4斤。我于每晚睡觉前做一次功，便一觉睡到天亮，失眠现象基本上没有了，这个变化令我太满意了。

自1974年以来，我因高血压、冠心病住院共十一次。血压最高时为230/130毫米汞柱。1979年5月1日因频发性房颤一个多月，准备电复律治疗，当服奎尼丁试验时，转为阵发性房颤，此后经常发作。我曾两次因脑血管痉挛入院，下病危通知书。去年1月3日因左半身瘫痪入院，后经牵正散及针灸治愈，总之我是病魔缠身，随时有生命危险。

我自参加"真气运行法"练功两个多月以来，病情有显著好转。阵发性房颤没有发过，血压正常（150/80毫米汞柱），并且感到身体舒适，体力增强。在这种情况下，我逐渐减少每日所服中西药物。经过25天之后，我停掉了全部中西药物。这使我感到无比兴奋，因为我的"药罐子"抛掉了。

（李木生）

病例 24　真气运行法能治疗慢性结肠炎

我是一个患有慢性结肠炎十几年的人。经医院检查整个结肠有炎症，降

结肠萎缩。以前经常腹痛腹泻，近几年来又出现大便干结与大便溏泄交替。由于大便经常干燥难解，又患了痔疮，发作起来疼痛难忍，并且经常便血。久而久之，身体拖垮了。虽然经常服用中西药物，但只能使症状减轻一点。近一年来，由于自己练了太极拳，虽然身体比以前有了好转，但慢性结肠炎仍未见好。

今年3月1日开始参加真气运行法学习班。初学时由于思想不能集中，感觉腰酸胸闷，练功效果不好。后来采用了老师讲的"数息法"，四五天之后每次呼气时便感到心窝部发热，胃部感觉舒服，虽然饭量未增加，但能够坐得住了。一周以后，小腹发胀，肠鸣音增强，排气增多，并出现腹泻，每天两次，大便量多，味臭色黄。练功19天后，丹田发热，降结肠处发胀，尾闾部位跳动如针刺一般。一个月之后，一天在练功时感觉有股热流从尾闾部位沿夹脊往上冲，似有人推了一把，头部轰隆，身体震动，呼吸急促，心跳加快，出了很多冷汗，全身发冷。当这些感觉平息之后，身体慢慢发热，全身感觉轻松，头脑如用凉水冲洗后一般清爽。自从通了小周天之后，虽然没做检查，但结肠炎的症状消失，大便恢复正常，再也没有出现过腹痛，其间没有用一点药物，现在我精力充沛，体质也比过去增强了。

（邱爱华）

病例25　"真法"对骨折的疗效

本人朱国瑜，女，医务工作者。练过真气运行法，并通督。1988年9月1日骑车摔跤，致伤左臂。左臂下垂、疼痛，活动受限。经X线确诊为"左肱骨外科颈外展性骨折"。遂以练习"真法"自治之。

练功第一天骨折处疼痛剧烈（痛则不通）；第二天骨折处向前后发力，力量很大（气行复位）；以后疼痛逐渐减轻，一周后一次眼前突然出现一片黑幕，并在幕前呈现一根完整的肱骨，一现即逝（返观内视）；以后练功时骨折与关节处发热，并有气流运转；45天后练功时出现肩部由下向上耸动（气行牵引）；54天后去除固定夹板，每晨加练"五禽导引"，加强关节、骨骼与肌肉的功能锻炼。经拍片复查，骨折处骨痂与对位、对线均良好；后经数月功法锻炼，左手握力、左臂的伸长度及关节活动基本恢复，并未留下任何后遗症。像这样处在外固定非常困难的部位，又属老年性的骨折，能如此疗程短、愈合快、功能恢复神速，绝非常规骨折治疗所能达到的功效！

（朱国瑜）

病例26 "真法"使我获得了行动的自由

我是郑铁二段水电队的一名普通工人。1986年以前身体非常健康强壮。不幸的是在1986年1月15日施工中，因乙炔罐爆炸，身受重伤：右腿胫骨粉碎性骨折，腓骨上端骨折。左膝关节脱位，韧带断裂，动脉与静脉血管全部断裂，骨盆粉碎性骨折，血压40/20毫米汞柱，脉搏、心跳微弱，生命垂危。先后作了6次手术，术后由于伤口感染化脓，左膝关节粘连融合未能复位，骨盆、左右趾骨、坐骨错位未能整复愈合，左腿内翻，双踝关节、双膝关节强直，不能活动，双腿不能正常分开，活动受限，由于肌腱和血管都是手术缝合连接，血脉流通不畅，致使两腿冰凉、麻木、肌肉萎缩，不能站立，不能活动，稍一活动疼痛难忍。经省内外各大医院多方诊断，都说像我这样综合性外伤能保住命就不错了，其他治疗也没有更好的办法……

此时此刻我痛苦万分，时时产生生不如死的念头。

1. 绝处逢生，真气运行法给了我生存的力量　在我痛苦万分的时候，真气运行法创始人李少波先生应河南省中医学会气功学会、郑州市气功协会联合邀请，千里迢迢来郑州传授功法。我闻听此法能治疗疑难病症，就抱着试试看的一线希望，参加了功法的讲习班。当时我是生活、行动都不能自理，全靠我爱人抱着。我是一名普通工人，文化知识浅薄，对功法一窍不通，老师怎么讲我就怎么练。1987年5月18日开始练第一步功。五天以后，感到心窝部发热，继而热感逐步下移。开始练第二步功。一天后，感到手脚热、胀、麻，有一种触电的感觉。尤其是双膝关节及左髋骨部更明显，手术过的部位和刀口疼痛难忍。在李老先生的帮助下，真气终于冲过了伤势严重的部位，皮肤由苍白逐步发红。血管明显增多变粗，萎缩的肌肉得到了改善，两腿有力量，右膝关节开始能伸展活动了，在别人的扶助之下，可以站立。腿不发抖了，并可勉强移动几步。这更加坚定了我练功的信心。由于我刻苦练功，九天就打通了任督二脉。

自从通了小周天，全身发生了激烈的生理变化。6月11日，双膝关节与骨盆处发出咯吱咯吱的响声，左腿自发向外蹬，好像有一种很大的力量向外一拉，疼痛钻心。此时我疑虑重重，不知怎么办才好，老师耐心地解释这种现象属于自我治疗、自我修复的反应过程，不要害怕，这是治我病的好兆头，并嘱咐我要继续练功。果然三天后，疼痛消失，两腿轻松，自己扶着墙或其他物体可行走一段路。右膝关节可稍作弯曲活动了，内翻情况也得到了改善，双腿分开的幅度较前增大，融合的左膝关节可摸到一条明显的缝隙。当时拍片作了比较，啊！变化太大了。这使我信心百倍，真气运行法给了我重新站起来的希望，给了我重生的机缘和力量。

2. 奇妙变化，真气运行法使我站了起来　通了小周天，还要通大周天。7月1日双腿凡是作过手术的部位和伤口化脓处肿起了一条硬痕，热、胀、痛，比以前还要难以忍受。这时李老先生给我讲中医理论"痛则不通、通则不痛"的道理（以前我并不懂这些道理，李老讲："由于你双腿多次手术，损伤了经络，真气不通所致。一旦真气通了过去就不痛了"）。果然，过了两天，自觉有一股气流很明显地从膝关节及损伤部位一穿而过。肿胀消失，左膝关节和胯关节活动幅度加大，不用别人搀扶自己就可以站起来了。

在学习班快要结束的十几天中体内变化更大。7月14日我体内的变化太不平凡了。活动到了哪里，哪里就发生自发性的功能运动，左膝关节尤为显著。有一次，光团停在胞中穴，即发生全身性难以控制的活动，当时觉得自己四周都长眼睛，双腿和双膝关节都有一股很大很强的力量向外拉，并不感到疼痛。开始做了一套高难度的动作，俯卧撑五次，用手指尖和脚尖支撑，乌龙绞柱、鲤鱼打挺、地躺十八滚等动作。这样翻滚了两个多小时，自己倚着墙壁站了起来，双腿交替猛蹬下压，两手放在头顶百会穴行三五息，双掌不变，沿身前任脉下行至下丹田处，左右摆动数次，而后气力十足地向前走了三大步。这三大步是我受伤后，躺床一年半，在没有别人的扶助、没有任何物体的支撑，完全靠自己走出的。这是我做梦也没有想到的，在真气运行法的功力下，我这个被省、市各大医院判了不治之症的残疾病人能走了。当时我激动地拉着李老先生的手，热泪长流，一句话也说不出来。在场的学员也很高兴，拍手向我祝贺。

自此以后，我可以扶着栏杆下楼，由病房走到练功房，又从练功房走到食堂去吃饭，距离大约60米。这是多么惊人的60米啊！这是我一年多来第一次走路、第一次上下楼，我再一次感谢李老先生，是他老人家创编的真气运行法，使我这样的残疾人重新站起来了，使我获得了新生。等到百日功满后，我已行走自由，做饭、洗衣、操持家务，均可自理，再也不需要别人的照料。

3. 拍片比较和自我感觉　真气运行法学习班结束了，我可以行走了。我的病情上有什么变化呢？我在练功前和练功后与原来的病情做比较，变化是很大的。1987年8月27日与1987年6月24日骨盆片相比，据骨科大夫诊断报告：原病例脊柱向右倾斜约为20°，通过练功两片相比，脊柱的倾斜度得以纠正，约为10°；原骨盆上提，现降低约2.5厘米；练功前左髋与脊柱的夹角为30°，新片夹角为50°；半脱位的左膝关节已复位；原关节粘连，新片相比，左膝关节已有明显清晰的间隙；以前拍骨盆片不能仰卧和自己翻身，须在三四个人的帮助下才能拍，现在仰卧或翻身都自如轻松；两腿分开的程度原为20°左右，现在为60°左右；以前左腿比右腿短4厘米，现在为1厘米；两足踝关节，以前都是强直的，现在可以成90°，活动自如；原来右腿股骨和右膝关节都用金属螺丝固定，骨科大夫讲需要固定两年，通过练真气运行法100天后就取出了螺丝。1987年9月26日在郑铁医院取出螺丝，手术时，在场的骨科大夫，看到螺丝的变化情况都非常惊讶，固定的螺丝都是松动的，右腿股骨断了成三截，由五个螺丝固定，最下边的两个螺丝要退出，右膝关节螺丝切开皮肉就掉了下来，大夫们都奇怪地说是活动量过大引起的变化。他们当时并不知道我练功，手术后我才告诉他们这是我练真法的结果。大夫们都很欣赏和赞扬此功法。由于我的伤是综合性和开放性的，当时骨科大夫断言，以后可能会引起骨髓炎和败血症，因我体内输了别人的血。1991年3月，我又拍片，诊断报告：凡各受伤的部位骨痂增厚，无其他异常。骨科大夫讲，成年人的骨质长到一定程度就不会有新的变化，况且我是受过重伤的人，骨痂增厚对我来讲是一种好现象。据自我感觉和拍片检查都证明，不但没有如骨科大夫所言，而且无论在病理上还是生理上都是健康的变化。真是意想不到的效果和收获，怎不令人喜出望外，衷心地感激呢？

（张香叶）

病例27　真气运行法对脑肿瘤手术后遗症的疗效

1981年末，我因脑肿瘤恶化致瞳孔散大，脑疝休克，病危入院。手术中切片活检为"脑中央回多型性母细胞胶质瘤，Ⅲ级恶性肿瘤"。两次开颅切除了4厘米×5厘米×6厘米的脑组织，跟着又进行大剂量放射治疗及化学治疗。虽于濒临死亡之中"捡回一条命"，但已是身体极度虚弱的偏瘫残疾人了。手术医生告诫说，这种肿瘤复发率极高，国外资料（当时的）记载，术后存活只有两年半；又因为大脑细胞不能再生，要康复正常是不可能的！更没有这方面的特效药。

1982年秋，求医无门、面临绝境的我，经朋友介绍按照李少波教授的《真气运行法》第一版本，开始了学练真气运行法自医自救的漫长道路。求生的欲望和别无他路的绝境，逼迫我怀着"只有试试看"的心态坚持着。慢慢地始料不及的神奇效果陆陆续续出现了。到1983年，原来因放疗、化疗致使不及正常人一半的白细胞值回升到正常值了，睡觉不用服安眠药了，歪斜的嘴脸复正了，说话开始流畅了，可以坐稳、站立了，精神也好多了。到1984年，我不但没有死（连手术时进行细胞活检的检验医生对我还活着也感到惊奇），而且还可以挂着拐杖学走路了。我自知因为疾患深重，体质起点太低，不能与别人比，更不能急于求成，但奇迹般的疗效已坚定了我长期坚持真气运行法锻炼的信心。到了 1987 年，我已可以丢掉拐杖，独来独往了。后来我又参加了李老亲自来广州举办的"真气运行法学习班"，有幸得到李老的言传身教，从理论到实践，领悟并体验到"真法"是通过练功，促进体内各脏器的运动，产生生理变化达到自我调节、自我平衡，充分发掘自身潜能，收到自我修复的效果。在学习班上真法锻炼进了一大步，特别是通了小周天后整个人都产生了根本的精神焕发的感觉。

如今我已坚持真气运行法锻炼 10 年了。当年为我动手术，对我的生命和康复下过"不可能"断言的医生又为我作新结论了，他肯定地说我"已同死神告别了"。并鼓励我坚持下去，争取更大限度的康复。我希望以我的奇迹，同众多被病魔纠缠得"没有希望"的朋友们说明：学练真气运行法，坚持下去是大有希望的。

（麦志文）

病例 28 真气运行法治愈我的类风湿症

四年前的冬天，我开始发病。症状是四肢大小关节，先后出现程度不同的红、肿、痛。特别是肩、膝关节的剧痛，有时我被折磨得彻夜不能入睡。为了解除疾病的痛苦，我曾积极地进行治疗。在几个月的时间里，我先后求了几家医院的中、西医，作了多方面的治疗，但都未能控制病情的发展。病发初期，血沉是 30 毫米／小时，后来升到 90 毫米／小时；部分关节（腕、指、踝、趾）出现畸形；肩痛得不能穿衣，膝痛得不能下蹲，影响到生活自理。为了配合治疗，我还照医嘱忍痛作些适当的运动，但都未见效果。许多中、西医生都说此病无法治好。中医建议练气功，我治病心切，便毅然下决心学习气功。当时适逢李少波老师来广州军体院开办"真气运行法第三期学习班"。我每天忍痛前往学习，在路上要花 3 个小时，往返转六次公共汽车。经过 20 天的学习之后，病情略有好转。学习班结束后，我按老师的指导方法，每天坚持练功。经过一段时间之后，症状明显减轻，各关节的活动也逐步恢复。在这种情况下，我每天除坚持练功和运动外，再没有服过任何药物。

一年后，各关节的症状就基本消除，血沉也正常了，为15毫米/小时；各关节的活动功能也恢复正常，变形的关节已基本恢复原状。

从此，我坚持天天练功和运动，三四年来疗效非常稳定。

这是我练真气运行法的亲身体会，愿为罹患这一难治病的患者们，提供这一可靠疗法。

（董　曼）

病例 29　真气运行法使我获得新生

我是宁夏西北煤机总厂电机厂职工。1982年，得了胃病，诊断为胃炎，打针吃药，久医无效，病情越来越重。1987年12月，住进了解放军第五陆军医院，确诊为胃角低分化腺癌晚期，做了切除手术。当时，身体极度虚弱，体重60斤，白细胞 $4 \times 10^9/L \sim 5 \times 10^9/L$，医生担心我下不了手术台。手术时，发现胃、肠、子宫都互相粘连在一起，难度很大，胃被切除9/10，做了肝活检。手术后，吃不进饭，喝不下水，身体更加虚弱。1988年3月至11月，连续做了三次化疗，效果一直不好。头发开始大批脱落，病情继续恶化。医护人员对我丧失了信心，认为我只能活两三个月，最多能活1年，我自己也失去了生活的勇气，想一死了之。正在这时，宁夏真气运行法研究会在陆军第五医院办真气运行法疗养学习班，医生劝我练气功治疗。这样，我怀着一线希望去报名，别人都不敢收，是老师做主收下了。1988年12月我参加了学习班，当了一名插班生。当时学习班已开始教第二步功，我就白天跟班学，晚上在病房练，很快就产生了明显疗效。一练功，感到浑身如处冰窖，冷得直打哆嗦。练到第四步功时，不仅冷得厉害，而且头部开始发胀、麻木。第二十天，感到头部似乎要炸开一样，练着练着，突然感到一股沁人心脾的强大气流一下子从头上冲到脚下，顿时，全身震动，出了一身冷汗，眼泪都流了下来，但头脑一下子清醒异常，浑身感到特别舒畅。我通关了。通关三天后，医院又做了全面检查，奇迹出现了，与20天前相比，我体内血小板由 $60×10^9/L$ ～ $70×10^9/L$ 上升到 $150×10^9/L$ ～ $200×10^9/L$，血红蛋白由 40 ～ $70g/L$ 上升到 $110g/L$，白细胞由 $2×10^9/L$ 上升到 $4×10^9/L$，恶化症状基本消失。这件事一下传遍了整个医院，医护人员感到非常惊奇，我家里人非常高兴，办班的老师们也感到很欣慰。从此，我坚持练功，病情不断好转，身体也逐步恢复。1989年3月3日，我出院了。走出医院的大门，第一次感到阳光是那样的明媚，心中感慨万千，是真气运行法使我战胜了病魔，给了我新的生命！

近年来，我坚持每日练功，身体不断康复，1989年和1990年两年中，三次应约去复查，都诊断病症消失，身体健康。1990年11月，重新回到了工作岗位，开始了新的生活。

我一定牢记李少波老师"永远坚持永进步"的教导，通过自己的实践，为真气运行法的推广、普及和研究作出贡献。

（赵　虹）

病例30 "真法"奇效

我是河北省农林科学院离休干部，女，大学文化。

我是多种疾病的患者。1972年诊断为冠心病。1988年10月病情突然加重，1989年住院治疗三个多月，虽有好转，但未能控制心绞痛。胸闷、心悸、心慌、出虚汗等症状，一天发作多次，面如土色，指甲发紧，不思饮食，生活已完全不能自理。1989年又查出隐性糖尿病、高血脂、脂肪肝等综合性老年疾病，出现脑动脉硬化，脑轻度萎缩，目视双影，经常头晕、头痛。

战争时期生活条件差，记得1946年冬天有天下午吃小米干饭，第二天反胃出还是小米，不消化，下午腹胀难忍，落下了沉疴痼疾，经常烧心反酸，一口气吸得不顺就引起肠胃痉挛，痛起来几天不能饮食。所以胃得宁、普鲁苯辛、胃舒平等药不能离身。

1959年患急性泌尿系感染，后转成慢性，生活稍有不规律立即发病，呋喃旦丁常备。严重时就得住院治疗。还有膝关节炎、肩周炎、鼻窦炎、咽炎、老年性阴道炎。总之，我是内病外病、大病小病样样皆有。我已失去了对生活的信心。

正在冠心病频繁发作、无法控制，生活不能自理之时，朋友送来《真气运行法》一书。阅读后觉得"真法"简便易学，我就喜欢上了。回忆起来，当时学练功是很困难的。一是从前没有接触过气功，缺乏气功知识；二是没有指导老师，想出去走访求知，自己又不能外出。在这种情况下，决定以书为师。从1990年1月开始苦读"真法"，逐字逐句反复学习，为了加强理解和记忆，边学边写笔记，把经络行气路线、真气运行与时间的关系制成图表。书中的练功小结逐例读一遍，又把问题解答逐条阅读。读后反复琢磨，认真思索。从而产生了信心，有了希望，决定立即实践，在锻炼"真法"上找生路，即在1990年2月20日开始实践。在实践中做到练功前必读与所练进度相应的章节，反复读，认真思索，读后即练功，又在练功中体会其意，这样做效果很好。一天24小时之中最多时练功8次。对于练功是否正确，无处请教，就以功后身体是否舒服验证。出现什么反应，从病例之中去对照，如自发运动很强烈，经查找书中有记载，才放心地练下去。在完成第一步功后，通了周天，精神面貌大有改观，觉得路子对了，比吃药的效果强多了，从而对"真法"产生了浓厚的感情，每时每刻，行立坐卧都思索着练功，家人说我成了"气功迷"了。这时产生了一种信念，就是我四十多年的革命生涯已告一段落，晚年就把练功作为生活中的头等事业，锻炼成为一个健康老人，还可以为社会做点有益的事情。这个信念是我练功的支柱，也是我练功成功的诀窍吧。

经过20个月的刻苦锻炼，我的身体起了根本的变化，已从百病中解脱出来了。

（1）冠心病是致命的病。从开始练功逐渐减少药物，到完成第一步功时即全部停止用药，至今没有用一片药，冠心病也没有发作过。经多次心电图检查，已恢复了正常，一切症状消失，自我感觉非常好，二十多年来胸部没有像现在这样轻松过。

（2）在完成第一步功后，肠胃消化就开始好转了。饮食香甜，食量增加，特别高兴的是最痛苦的肠胃痉挛没有复发过，当饮食失调、胃不舒服时就开始练功，功中满口津液徐徐下咽时间不长就舒服了，比吃药快得多，所以那些胃病药全部丢掉了。"真法"成了自带保健医生。

（3）泌尿系感染病，是一种很痛苦的顽疾。20个月中，只在1991年春节因妄作劳而发病。我没有先用药，立即练功，一次功练了4个小时，真气就在膀胱经、肾经、尿道往复循环运行，真是奇妙极了。"真法"治病自寻目标我体验得一清二楚。初次遇到这种情况担心再发病就服了两片呋喃旦片，实际也不起作用。每天加练两次功，两天症状就消失了，至今未再复发。

（4）每年夏天被黑蚊叮咬是一大患。凡被叮咬后，就起大红疙瘩，痛痒难忍，局部发烧，抓破就感染，每年夏天都成为负担。可今年夏天被咬地方也不少，却没有起一个疙瘩，脚气病也好了，我高兴极了，就去问医生，这是什么原因，并述说了练"真法"的情况。医生说："可能是免疫力的作用"。练"真法"增加免疫力这是已经验证了的问题，我算是又一个实例吧。

1991年10月16日体检结果：1989年8月住院检查治疗3个月诊断以下病症：

（1）冠心病。经治疗3个月，仍未控制症状发生。到1989年10日检查心电图仍是冠状动脉供血不足，T波低平，STU5压低0.05。于1990年2月开始练功，未用任何药物，经常检查，心电图逐渐好转，于1991年10月16日B超检查，心脏结构未见异常，肝、胆、胰、脾、肾未见明显异常。

心电图窦性心律，大致正常。

（2）高脂血症

表 6-1　练功前后对比

项目	胆固醇	B 脂蛋白	甘油三酯
练功前	182	674	162
练功后	180	545	120

注：练功前是在住院经过治疗后出院时的数值。

（3）隐性糖尿病。住院时查血，血糖 130，又做糖耐量试验异常。1991年 10 月 16 日查血，血糖 104，已正常。

总之，经过 20 个月的"真法"锻炼，我的身体得到了根本的改变，一切病症都默默地消失了。全身轻松，精力充沛，动作敏捷，耳聪目明，心情愉悦。离休在家，家务事都能干了，而且不觉疲劳，我已经成为一个健康的人了。很多老同志为我恢复健康而高兴。省科委党委书记说：你是练真法的真正受益者。这次我能不远千里来杭州就一切都证明了。

我修炼真气运行法收到了这样好的效果，首先是我选择了真气运行法这样宝贵的功法。经过一年多的锻炼，有以下几点体会。

（1）功理不明功难成。真气运行法是国内外公认的好功法。我自学练"真法"虽然也收到了良好的效果，但对功理功法不甚明了，只是有觉而不知，混沌着练功。要想达到李少波老恩师对"真法"功效设计的目的，必须真正理解功理功法。有缘今年 4 月当面聆听了师父讲授真谛，功中指点，对功力的长进可大不一样。除此之外，还需要自己认真学习"真法"一书，深刻细微地体会，领悟其道理，才能在修炼中提高悟性，收到功效。

（2）修炼"真法"必须有坚强的毅力，持之以恒，刻苦练功，遇到什么困难也要坚持下去。我每天坚持六七个小时的练功时间，节假日也不间断；练功时间不接待客人、不接电话，排除一切干扰。最重要的是相信"真法"是真的，法正、气正，诚心诚意地修炼，才能有成效。

（3）贵在专一，才能深入进去，在修炼中悟出"真法"的真谛，得到真果。只有练功的热情，而朝三暮四，难以收效。

（4）真气运行法称为医疗保健功，名副其实。谁练功谁受益，早练功早受益，一人练功全家受益。我和老伴、小孙子一起居住，这一年多他们都没有患病。有病治病，无病健体，"真法"已经起到药物所不能起的作用。个人得到了健康幸福，同时给全家人也带来了幸福和欢乐。

今后功力长进快慢就在于"师父领进门，修行在个人"了。

（李素贞）

病例 31　学练真法　其乐无穷

金华有位老同志名叫丁克，原是金华教体委主任。过去转战南北，生活艰苦；新中国成立后工作紧张，积劳成疾，离休后，可以说全身都是病。较突出的是脉管炎严重，两足发黑，走路痛，坐着痛，站着痛，睡着也痛，以致多年夜不成眠。曾几次到上海、杭州等各家大医院诊治，共同的结论就是截肢。截肢，那不是成了终身残废了吗？经考虑再三，毅然返回金华。由于体力渐衰，各种疾病袭来，不到两年时间接连在金华中心医院多次住院，动了三次大手术，胃切除、脾脏切除等，内脏系统残缺不全。一年四季十多种中西药物不断，加上心脏病时有发作，行动十分艰难，不用说爬楼梯，就是平地也步履艰难。像丁老这样全身都是病的老病号，医院大夫们见到只是摇头。他的身体濒临日薄西山、朝不保夕的绝境了。

就在这时，1991年他参加了金华老年大学的真气运行法班。在老师的指导下，经过日复一日、年复一年的修炼，丁老迎来了人生的第二个春天。意想不到的奇迹出现了，丁老的脉管炎不但痊愈，而且两足的皮肤也由黑变白转红，气血流通，每天能到野外步行 20 多里或去钓鱼。自从参加真法修炼以来，他不吃药，不打针，常年的药罐丢掉了。去年底，偶然在街上碰见十几年来未见面的老同事，许多人竟不敢相信自己的眼睛了：一个危在旦夕的病号，竟变成容光焕发的健康老人。用丁老自己的话说，"学习真法，其乐无穷"。

真法怎么练？丁老说：首先要有一个坚强信念。真法究竟能否防病治病？这个问题要有明确的答案。要坚信真法在养生治病益智等方面都有极好的效果，甚至是惊人的效果。所以自己身体的健康要自己去创造。只有抱着这个信念，才能坚持练功不动摇。其次，必须要坚持苦练，练功实际上是磨炼意志。丁老几年如一日，每天子时坚持修炼不少于两小时，从不间断。他说：学功不练功，终身一场空。只要掌握练功要领，按部就班地坚持下去，美好的前景必在前头，必定会在实践中品尝到真法自我保健的乐趣。最后，在练功过程中要不断"悟"。功法的学习，实践性很强，必须在实践的基础上去认识去提高。所以这个"悟"字非常重要。用丁老的话说：要得成果，要靠自己去钻。不去钻不去探讨，是无法深入的。

（李一鸣）

病例 32　真气运行法真棒

我从教育工作岗位上退休已多年。早在 1985 年就感到胸闷、憋气、全身乏力，经检查，诊断为早期冠心病。此后长期服药，但总不见痊愈。到1994 年春季，病情急剧发展，原来心跳每分钟 90 次，早搏间歇时间较长；后发展为心跳每分钟 100 次，室性早搏连续不断；到 1995 年春又增加了房性早搏。医生说，稍不注意就有可能成为房颤。最痛苦的是每天凌晨 4 点左右，心痛胸闷，呼吸困难，有时甚至不能透气。虽几经住院治疗，但仍时好时坏，我思想十分紧张，几乎丧失了治病信心。

1996 年 4 月，市老龄委举办真气运行法学习班。指导老师介绍了真气治病的基本原理，我抱着试试的态度参加了。练功到 15 天左右，就觉得静坐时身不由己地动起来，并伴随着肠鸣、瘙痒、腹胀等。指导老师耐心地告诉我们，这是真气在体内运行的反应，只要坚持，定能见效。此后，胸闷好转了，心窝口比以前舒服多了。本来每天早一片晚一片药物就开始停服。学习班结束后，遵照老师嘱咐，在家每天坚持练功三次，到了第三十五天感到腰间、脊背有气在上下左右移动，玉枕关和头顶特别胀痛，有时练功结束头顶还在发胀。后经指点：头顶胀时眼睛内视鼻尖，气就会下沉。果然到了第三十七天，气真的通过鼻、口腔又回到下丹田了，这时全身轻松极了。到第三十九天，坐下练功10分钟，就感到小腹有气，并且迅速从脊背到头顶，再由鼻尖到胸部到小腹，"小周天"打通了。此后，我天天早晚练功两次，晨练后再练太极拳半小时。至今我基本上达到了一呼气入丹田，一吸气入脑海。半年多来，自我感觉早搏、胸闷、心动过速、脸浮肿等症状都已消失，走路轻捷多了。

吃了10年的各种中西药物都已停止服用了，医药费开支大大节省，过去报销一次总是上千元，今年只是几十元。现在，我单位好几位老师都期盼着老龄委再次举办真气运行法培训班。推广真气运行法，确是利国利民的大好事。

（朱　霞）

病例33　真法治愈我的类风湿性关节炎

我是一个多病者，类风湿性关节炎尤为严重。1970年曾一度难以行走，1972年春，关节炎发作，抗"O"1664，血沉48，低烧，无法坚持工作而病休。经过激素和中草药的治疗，病情减轻恢复工作。1973年春，病症复发，抗"O"800，血沉40，于是再度病休。之后，抗"O"降到500，但病未除根，每遇气候变化，仍痛苦不堪，加之自幼体弱，这病那病，恶性循环。自己常有一种死不了也活不好的感觉。

1990年春，李教授来杭传授真气运行法，我抱着试试看的态度参加了学习。不料没几天心窝部便有了感觉，并且经过短短几天的学练，在学习班上通了小周天。而身体中的毛病也有所变化，特别是手指、脚趾，时而如触电，时而似针扎，手心、手指的黏汗不断，牙痛，腮帮子肿得老大；咳嗽，吐丝状白沫，并伴有一些平时没有出现过的古里古怪的现象，如无端哭泣等；整个身体简直乱了套，当时真有点坚持不下去，家人也有点害怕。老师说，身体有病变部位，真气通过时便会发作，甚至比原来更严重，一旦真气通过了，病就好了，鼓励我坚持五步功法的练习。我坚持了，如此经过了一段时间的煎熬和锻炼，牙肿消失了；一年多后，类风湿性关节炎好了，而产后得的咳嗽病也不犯了，体质和精神面貌大有好转。1995年再检查，抗"O"500以下，血沉2，全都属正常范围，几年来我的关节炎没有复发过。我坚持练静功，每天中午、晚上必练一会，并牢记注意呼气、放松这一要点。我相信，我的身体只要坚持练功，一定会越来越好。

（赵秀英）

病例34　练真法没有气感也能强身祛病

我幼年先天不足，后天亏损，求学时代，用脑过度，患神经衰弱、消化不良等多种疾病。学练真法前还有慢性胃病、牙周炎、便秘、血压偏低、眼底动脉硬化等。曾几次住院，吃药打针也不少，但没有明显效果。

1990年10月我开始学习真气运行法，初级班毕业后，又上了提高班、师资培训班，并且取得了辅导员的资格，参加了真气运行功理功法研讨班。后来又一次参加初级班、提高班，前后练功有6年之久，颇有些体会和心得。

我练真气运行法，能够入静，但是没有气感，感觉不出真气运行。遵照李老"功夫决不亏负人"的教诲，我坚持练功，终使身体发生了一系列的可喜变化。

首先是慢性胃病好了。练功促使肠鸣、放屁多，有一次大便排出大量小块的粪块。从那次之后，肠胃内感到非常舒适，食欲明显增加。我今年57岁，练功前，每天仅能吃4两饭，吃后不消化，嗳气、打饱嗝、胃胀、腹满，而现在好多了。还有牙齿过敏，冷了不行，热了也不行，吃饭时要热几次。家中人虽无怨言，但非常辛苦，我自己也深感过意不去。练真气运行法之后，这种现象消失了，冷热均可吃。

其次便秘现象没有了。我在国外工作期间，由于吃的东西精细，纤维素较少，形成便秘，3～5天才大便一次。后来日益严重，每次解大便十分困难，严重时用开塞露，用手去一点一点地挖出来。练真气运行法后，感到呼吸畅通，每天能够排便，大便不再困难，感到很舒服、很愉快。

最后是睡眠深沉、平稳。我是一个高级工程师，中青年时代起睡眠就不大好。练真气运行法以后，感到头脑清醒，精力充沛。有时写作连续两三个小时，也不感到疲倦。我的血象也有提高，红光满面。眼底动脉硬化结合功友教我的洗眼方法，也得到了很大的改善。

我体会到真气运行法能培补元气、扶正祛邪，是防病健身的好功法。一个观念，要反复地强化，反复提高。我每参加一次学习班，每参加一次集体练功和讨论，总有些新的收获。所以，学真气运行法要活到老，学到老，练到老，生命不息，练功不止。

（刘治昌）

病例35　真法治好我20年的抑郁症

我原先的身体一向较好，性格也乐观开朗，可是后来，我患了抑郁症。

先是"十年动乱"当中爱人被"打倒"，我受株连下放"劳动改造"，想不通。十年当中吃的苦、受的冤，一直压抑在心头。1976年8月二哥在北京患癌症亡故，之后，毛主席逝世，这些对我精神上刺激很大，因此吃不下饭，睡不着觉。当时，爱人下乡工作，加上我自己工作和家务都很忙，孩子小不懂事，所以无人知道我的心理变化。我终日沉默寡言，萎靡不振，面黄肌瘦，精神极度消沉。

"四人帮"粉碎了，别人很高兴，但我因病痛总是高兴不起来，心里闷闷不乐。睡觉不好就吃一两粒安定，吃几剂中药。1977年夏天，我参加了一位同志的追悼会后，先是中暑，接着就失眠、心悸，多思多虑，孤独寡言，旧病复发。后来到杭州市一家医院做脑电图等检查，说没有什么病，省妇幼保健院检查也是这么说。可是一到冬天，病就会发。一到深秋就失眠、食欲不振、胆子小、焦虑、悲观、精神不振，稍有紧张情绪就汗淋如雨，夜里盗汗。后来又服多虑平等西药，治疗了好几年，但总不能根治。1991年又改用针灸治疗，连续治了7个月，吃尽苦头病仍不好。后来台州第二人民医院（天台精神病院）诊断我为"情感性精神障碍"，服西药并结合中药调理（中医称我的病为郁症），病情虽逐年减轻，但我一年当中总有半年在病中，真是痛苦极了。

1995年夏天，朋友动员我学习真气运行法，把许多资料送来给我。我看后，觉得真气运行法很好。我生病以来也曾学过好多种气功，但觉得大雁功、香功、禅密功等都是动功多，而真气运行法静功为主、动功为辅，有科学道理，又以中医学为依据，很可能治好我的病。1995年9月下旬，我参加了台州市第五期学习班，在李老师的指导下周天打通了，从此，就天天坚持练功。12月初赴杭州参加李老亲授的提高班学习，回到家里练功非常认真积极，回来的当夜就起来做子时功，又早晚练功，一天练功三次，并结合练动功肠胃功、五禽导引、漫步周天等，的确收到了良好的效果。当年冬天，病不发了，1996年的旧病也未发，身体好起来了，盗汗也没有出现；原来小便很急的，如早上出去锻炼约1小时就急于小便，练功后小便不急了，这说明我的肾功能好起来了。于是，信心更足，早晚练功的时间比原来更长，长进也很快。做功一入静，嘴唇发麻，眼睛睁也睁不开，口液多又甜。每天坚持卯时练静功约1小时，再出去练三套动功约25分钟，晚上再练静功。我练功虽气感不强，但按时练功，雷打不动。功后，自我感觉良好，吃得香，睡得熟，脸色红润，精力充沛，头脑清醒，行动敏捷，心情舒畅，笑口常开。经过两年的练功实践证明，真气运行法真好，治好我20年的抑郁症，老病号的帽子摘掉了，医药费开支很少。

我的体会是练功要动静功相结合，内外相结合。我是早上先练五行攒簇、上河车搬运、混元坐，晚上练下河车搬运、混元坐。早上静功结束后到外面去练太极拳（24式、42式）、太极剑（32式、42式）、盘龙剑，又做肠胃功、五禽导引、漫步周天三套动功。功夫不负有心人，终于生理起变化，气冲病灶，达到了祛病强身的目的。

我是真气运行法的受益者，我要努力宣传推广真法，使其发扬光大，为人类造福。所以，台州市举办的几期学习班，我都积极动员老同志、亲朋好友参加。《真气运行论》我买了十多本送给子女及亲戚朋友学习。

（金锦林）

病例36　真法强身治病名不虚传

我原是一名商业工作者，已退休。1983年春节我因多年的风湿性关节炎累及心脏，患上了风湿性心脏病（二狭、二闭、主闭）。1990年前，我身体还可以，1991年后，由于工作劳累，心脏病发作，从那时开始，我的身体一年不如一年，心脏病越发越厉害。7年来，我在余姚医院住院四次，到杭州省级医院住院两次。心律由窦性变为房颤，身体每况愈下。1997年2月初我再次病发，不但不能起床，连大小便也不能自理。在余姚医治一段时间后，于3月转杭州浙一医治，医生根据我的病情，建议手术治疗，换置两只瓣膜。在我的要求下，同意暂不动手术。并给我作了电击复律，电击后心脏房颤没有了，但早搏频发，人终日卧在床上，不能动弹。浮肿、失眠，连讲话的力气也没有，更不用说走路了，疾病折磨得我痛苦万分，经常以泪洗面。

1997年5月底的一天，原余姚市卫生局局长向我介绍了真气运行法，并谈了自己练功5年以来身体的变化情况，使我绝处逢生。从那天开始我迫不及待地学练真气运行法，至今已有9个月。刚开始学练时，因我体质差，每天三次，每次半小时也感到吃力。为了使自己早日摆脱病魔，我硬坚持着。1个月下来，奇迹出现了，我胃口明显好转，失眠消失，人也有精神了。我的信心更足了，坐功时间逐渐加长，心脏早搏逐渐减少，真气在体内运行旺盛，由丹田慢慢向夹脊、玉枕关冲去，在老师与功友们的热情关怀与鼓励下，两个月后的一天，我通了小周天。

去年10月份，我专程去杭州参加全国真法提高班及师资培训班学习。使我万分庆幸的是，真气运行法创始人李少波教授以他88岁高龄，千里迢迢专程来杭州传授功法。在学习班期间，我们为李教授那种对科学高度负责，传授功法一丝不苟的精神感动。我虚心学习，刻苦练功，功效提高。到目前为止，身体出现了意想不到的奇迹，心脏早搏没有了！现在我脸色红润，精神焕发，同志们见我都认为与去年比仿佛换了一个人。7年来，我没有做过家务事，现在我不但能烧菜做饭，还参加了老年大学的学习和一些社会活动。

过去我经常感冒，而且每次要打一周青霉素才能压下去。几年来，打针而引起的臀股硬块长期不散。自从学练真法后，我第一次安全地度过了一个冬季。今年春节，家里好多人感冒，我却安全度过。另一个奇迹是1993年以来我患有颈椎病，看书写字半小时就感觉头颈发硬，平时走路头晕，用骨质宁擦剂好几年，后来也不管用，每天用周林频谱仪照，用牛骨进行刮痧疗法，但都只有短时间的效果。自从学练真法，颈椎一天天感觉好起来，通小周天后，我的颈椎病全好了，一次也没发过。

真气运行法确确实实是防病治病的科学法宝。我一定牢记李少波教授"永远坚持永进步"的话，像我这样患有严重心脏病的人，虽然目前仍服用少量的药物预防心脏病发作，但与过去相比用药已减少了一大半。我坚信只要自己刻苦练功，持之以恒，总有一天能摆脱病魔。

（王金娣）

病例37　真法把我从"阎王路"上救回来

1992年9月，我发现淋巴结肿大，12月去医院一检查，诊断为恶性淋巴瘤（西医叫何杰金氏病），并已大面积转移，头颈、纵隔都有肿块，最大的已有鸭蛋那么大，小的不计其数。脾脏也肿大，2月底医院决定用化疗，因为我原来体质差，白细胞就低，第一次化疗后，就昏迷了数小时，心脏跳得很快，血红蛋白降至7克，白细胞只有3000，肝脏的谷丙转氨酶也升高，恶心呕吐，根本不想吃东西。回家后，全身无力，躺在床上，米汤都是我丈夫喂的。我想，这种病在身肯定要向"阎罗王"报到去了，我劝丈夫，我死后，再找一个，1岁的女儿托付我阿姐照顾。我丈夫总是鼓励我勇敢点，坚持治疗，而且还请来多名专家给我治疗，但效果不大。

1993年7月，我嫂嫂给我一本《真气运行法》和一盘录音带，鼓励我练真法。我想，反正其他办法也没有，试试看。我一边看书，一边听录音，特别是听到一位邮电局的干部，得了癌症，学练真法以后，重新可以踏自行车上班。我的眼睛一下子亮了起来，下定决心学练。那时因为我晚上睡不着，我就练功，除了喝米汤和大小便的时间外，我整天躺着练功，一天练功近20个小时。五天后心窝部发热了，这时我第一个感觉是人好像有点力气了，想吃饭了，我就坐起来练功。告别了米汤，开始吃干饭，心脏也开始好起来，我就把吃了半年多的地奥心血康停了。

练功转入第二步，过了几天，我不但能起床，还拿起扫把扫地，邻居们都很奇怪，问我有什么仙方？我说：仙方就是真气运行法。这时我信心百倍，每天练功10多个小时，气到了命门，停了1天，冲到夹脊滞留了7天；再上去到玉枕关又卡住了，头很胀。这时我想起周天歌中有一句"玉枕难过目视顶"，眼睛一向头顶内视，真灵，一股凉气直跳上来，冲开了玉枕关，向前面下来，我知道小周天已经通了，多高兴呀！全家人都为我庆贺，我便更认真练功。身体一天比一天好起来，本来大热天我盖了毛毯没有知觉，周天一通，热量增加，练功时脚底好像踏在火盆上那样热，身上出现一块块、一条条像刮痧过一样的癜痕，开始是紫色的，后来逐步消失。身体好些了，有了做化疗的条件，于是一边练功，一边做化疗。

1995年5月我到医院作了一次全面复查：肿块全部消失，白细胞上升到4500，血红蛋白13克，血小板13万，脾肿大多年，这次也恢复正常，于是我停掉化疗，但仍坚持每天练功3小时，雷打不动。

真法把我从阎王路上救回来，现在我脸色红润，身体健康，工作生活正常。我要永远感谢李老，永远坚持练功，并积极宣传真法，使更多的同志学练真法，身体强壮。

（刘简芝）

病例 38　习练真法　顽症不顽

我叫顾万雄，是杭州市运输公司退休工人。1985 年退休，1986 年颌部皮肤出现了白斑，继而在手臂、手背、头颈、面部相继出现了白斑。经多方求治，医生诊断为白癜风，属皮肤病的顽症。自从患病后，我每次从医院皮肤科回到家里就吃药，手上身上搽上药膏。吃饭、做事情，又要把手上的药洗干净，又脏又麻烦。一天一天、一年一年这样治疗，但毫无效果，并且白斑不断扩大。患了这种病，不痛也不痒，但有碍观瞻；见了熟人，不好意思把手伸出来，心中十分痛苦。

1991 年 10 月，李少波教授在杭州举办第三届真气运行法培训班，我去参加了。通过 20 天时间学练五步功法，我自觉身心舒畅，初步尝到了练功的甜头。于是我如饥似渴地坚持练功，一天三次雷打不动，药物全部停止。1992 年冬，我通了小周天，病情得到了控制。继而出现了手臂、手背、头颈、面部和身上的白斑，由白转红，旧皮肤层层脱落，新皮肤长出来，病情好转。到 1994 年，病是真正好了，原来患病的皮肤同正常皮肤没有明显分别了。我的信心更足，这是真法的功力给我带来的活力，现在我已基本恢复皮肤的本色，身心恢复了健康。

我左脚多年来患湿气病，血脉不和，脚背、脚后跟一块一块白白的，痒痒的，手一抓就出血，以前每年搽药膏。自从练真法后，不痒也不搽药膏，湿气病也好了。我还患有腰痛病，经常做推拿；练真法后，腰不痛，推拿也停止。真气真是人身之宝，促使我身上的白斑转化，又治好湿气病和腰痛病。我练功之后，基本上没有患什么病，练功也有进步，能体会到真气循着经络运行。我要继续这样练功不止，使自己身体更健康。

（顾万雄口述　梅龙整理）

病例 39　真法治愈腰椎骨狭窄症

我是中学外语教师，1957 年大学毕业，来临海工作。1958 年大炼钢铁，劳累过度，风寒入骨，起初怕冷，腰酸背痛，后来脚痛，行走困难。于是，天天上医院针灸、热敷、推拿，均无疗效。这样带病工作三十余年。1991年上海瑞金医院诊断为腰椎骨狭窄症。当时专家讲：此病一动都不可动，要整天躺在硬板床上，必须马上动手术，但手术成功率只有80%。鉴此情况，我断然离沪回家。

1992年4月，经友人介绍，我由爱人陪同去天台国清气功疗养院，学习李少波教授所创导的真气运行法。

学练真法两天后心窝发热，小腹跳动，三天后两腿前外侧向下似流水状直通到脚部。与此同时，自尾闾、腰部痛胀感往上冲，使全身都在动，不久胀痛消失，真气通过，这使我十分高兴。一个丧失工作能力、连走路都有困难的人，竟能一口气连续行走1里多路。真气运行法真好，其疗效比打针、吃药好。

回家后我不再上医院，开始每天练功两至三次，效果明显，似乎有一股热流向全身放散。1个月后我每天做三次，每次盘坐1小时，雷打不动。早晨5点开始，练功后活动1小时，中午11点开始，再活动1小时，午饭分两次吃；晚上5点开始，练后也活动1小时（晚饭也分两次吃）。每月十五、三十（阴历）夜11点钟必坐两小时。因我爱人与我同时学功，因此我俩采取对坐练功，阴阳互补，气感更加强烈。

我们认真练功，至今已坚持5年多，从不间断，因此，疗效相当好。我们5年多来，从不感冒生病。过去每年医药费到单位报销不是冠军，就是亚军，现在大不相同，有时一年不去报销一分药费。我的脸色从青黄变为红润，睡眠很香，胃口很好，夜里梦也少了，腿上感到温热舒适，精神饱满。我从1992年10月起正式退休，但每天生活很充实，除做功外，每天上午必到大街小巷走走，约1个半小时，回家后再看书报杂志。下午看书或看电视，晚上做功后稍放松一下，以休息为主。

总之，真气运行法真好，比打针吃药好。它治好了我的腰腿病，我原来在近距离走一点路，也要停息一下，如果走1里路，至少停十次。现在我走路不觉得吃力，有时连续行走 20 里左右只稍休息后，仍能原路返回。

（孟祖德）

病例 40　求医无门"真法"显灵——被杀死 15 年的感觉神经复活了

我是安徽宿县行署原发展研究中心的退休干部。1965 年春开始患三叉神经痛，相当痛苦。每当发作时，如针刺刀割，脸上不好去碰。脸不能洗，牙不能刷，觉不能睡，饭不能吃，肚子饿得要命，但端起饭来，碗不能沾唇，只有望饭流泪。当时无成功治愈三叉神经痛的经验，我从省内到省外，自上海到北京各中、西医院和本地区的驰名中医都去医治，但均无效。有位神经科主任医师最后的结论是：治不好，死不了，只有活受罪！

经朋友介绍，1982 年 4 月 16 日到北京天坛医院进行射频治疗。这一办法的治疗原理是在颅底三叉神经出口处，通过电针加热把痛觉神经杀死，使病人不再感到疼痛。据讲灼死痛觉神经是 60℃，灼死感觉神经是 70℃；达到 80℃，运动神经即失去作用，就会形成面瘫。同日进行治疗的共 7 人，其中以我的病史最长，计 17 年。他们 6 人中只有一人超过 10 年。治疗后第三天去复查，人家都笑逐颜开，告诉医生说不痛了，只有我愁眉苦脸，痛没有除。于是，再一次进行治疗，可能是矫枉过正，"火候"超过一点，至复查时不再感到疼痛，但右侧面部的感觉神经却被伤害了，面部基本上失去知觉。眼、耳、鼻孔和咀嚼功能大受影响，眼流泪，鼻流涕，甚至面部被划破都全不知晓。我就这样在一侧脸面各种生理功能严重障碍的情况下，又痛苦地度过了 15 年。

1996 年 12 月，我参加了宿县地区真气运行法学习班，1997 年 5 月下旬，又参加提高班。学习结束我就在家练功。每日练功两至三次，每次约 1 小时，练至 80 天左右至 8 月 20 日，曾三次出现三叉神经区有旧病复发之势。这时每当坐功，右额及太阳穴处已能感觉有蚁爬感，接着头部及面部频繁出现跳动性的疼痛。至 9 月 10 日前后，疼痛越来越剧烈。过去痛是阵发性，尚有间歇期，此次是持续不断地痛，弄得我心中有些恐慌，是不是高血压病

085

又严重了？随即去医院进行多方面的检查。经测量血压、做心电图、检验血液（包括血液流变测验），各项指标均属正常范围。看到这样的结果我心里很高兴，肯定是真气攻病灶，在为我治老病。基于这种认识，我决定坚持和加强练功来解决问题。没吃别的什么药，只买了一瓶去痛片，当痛得难忍时，就服一粒缓解。练功不仅没有间断，还有所加强。这样又坚持练功20余天，至10月12日，是个星期天，儿孙来家团聚，问我的病情时，这才想起来已有两天没吃去痛片了，再触及一下面部，已有些知觉，至吃饭时，用右侧牙齿亦能咀嚼食物了。尽管病侧的各个器官功能尚不如左侧那样敏感灵便，但基本都已恢复各自应有的功能，且一天天地好转。真法终于使我解除了30余年的病痛，使我从疼痛和麻木状态中解放出来，能够轻松愉快地安度晚年。真是喜出望外！碰到老同志我便讲这一喜讯。老同志有的打电话，有的登门来祝贺、问候，赞誉奇迹！奇迹！

年终辅导站集中交流情况，要我谈心得体会。我除介绍练功治病过程外，谈了几点体会：① 学功要有诚心，心诚才能专一；② 练功要有恒心，定时定量持之以恒，才能收到意想不到的效果；③ 治病要有信心，练好"真法"一定能强身健体，祛病延年；④ 等待要有耐心，由于各人的生理状况、健康情况和练功的投入及得法与否，收效不可能一样，只有耐心等待，坚持练功，理想的结果定会到来；⑤ 不能掉以轻心，有病的同志病好了也不能掉以轻心，如不能坚持练功，巩固成绩，老病仍有可能复发；⑥生活要倍加小心，学真法的人大多年老体弱，各种生理机能均已衰退，如不注意诱发疾病的各种因素，很可能治愈了老病，又感染了新病。

（王从本）

病例41　十年练功　十年体会

我从1998年10月开始学练真气运行法，至今已经整整10个年头。10年寒暑，朝夕不辍，不仅练就了健康的体魄，而且还练成了一个好心情。真法真是一部博大精深的好功法。由于水平有限，10年体会确难概全，唯择其要而已。

1. 主要收获

（1）大大提高了健康素质。娘在世时常对我说，当我襁褓时候就三天两头发热。先天不足后天常闹病那是很自然的了，特别是在60年代初，天灾人祸，食品奇缺，每天食不果腹，营养严重不良，以致浮肿、肝肿大接踵而来，身体素质日趋下降。70年代初，一次我突然晕倒在会议桌上，幸好被大家送进医院，经过治疗才慢慢恢复，但身体一直很虚弱，面黄肌瘦。1973年好心的同事邀我去学太极拳，80年代末又去学智能功、印度瑜伽；1993年又去学练璇玑功等。功法学了十几种，学费也付了几千元，但身体素质未根本好转。感冒、胃病、痔疮出血、中耳炎、肩周炎、不明不白的头晕等常常困扰着我。1998年10月，我从报上见到李老真气运行法招生广告，于是就抱着美好希望去报了名。第一次碰到的是良师何定老师，在灵隐学习班上仅仅学了一周时间就打通了小周天。此后，我参加了何定老师所组织的各种形式的集体练功。邵金兰老师见我练功那么用心，就把五禽戏、肠胃功、漫步周天、上下河车搬运等传授给我。从此，我每天早上5点起床打坐，下床后室外做动功。久而久之，成为一种雷打不动的好习惯。十年如一日，从未间断过，就连外出开会、探亲也没有偷过懒。功夫不负有心人，现在我已经两三年不上医院，身体素质超过年轻时代，与过去面黄肌瘦的样子相比，判若两人。游山玩水、逛超市、做家务从不感到吃力，也很少感冒。如果有点小病小痛，打坐一会儿就感到神清气爽，无病无痛了。回想起来，现在的身体素质，确实是大大提高了。

（2）身上的各种病患基本没了。人生最大的幸福是没病。1998年12月，由于吃粽子加上生气，老胃病突然发作了，胃部不适，吃不下饭，担心极了。到医院检查，说是中重度慢性萎缩性胃炎，中西药吃了3个月都不见好转，人瘦得皮包骨头，同事见了都吓一跳，我想这下子真的要我的命了。但是我没有气馁，紧紧跟着何定、邵金兰老师练功，练功时间每天不少于6个小时，打坐、平坐、站桩、卧功。按摩不少于3个小时，漫步周天、肠胃功、五禽戏、瑜伽、太极拳每天不少于2个小时。我下定决心，认为吃药还不如练功，李老真法管不管用，就看准这一着了。从1999年3月开始，我毅然丢掉药物治疗，专练真法静功加动功。平时坚持吃螺旋藻、蜂之语胶囊，补给必要的营养。就这样经过几年的不懈努力，我的萎缩性胃炎各种症状基本消失了，甜酸苦辣、冷热软硬都可以随便吃，吃得饱也饿得起，体重从起病时96斤增加到现在的128斤。体力恢复正常，胖瘦适中，精神焕发，过去病恹恹的样子一去不复返了。不仅如此，过去经常出血的痔疮，经常复发的中耳炎，经常发作的牙周炎、鼻炎等，也在不知不觉中全部带走了，感冒发烧也很少发作。现在除了脚及脚踝关节有些不灵活，有时有疼痛外，其他疾病一概远离而去，医药费节省了好几千，李老的真法在我身上的威力真的大到难以置信。

（3）心态好得不得了。练李老的功法，实际上就是练心态，也就是练自己的心神。练功越深，心态越好。现在能够做到处事接物如同练功一样，心神毫不感到有压力、有难处、有争斗、有脑慍，平平常常处事，欢欢喜喜待人接物，把自己的心神始终保持一种练功态。我感到，我们的心神是个大宇宙，想一想就是十万八千里，比孙悟空翻跟斗还快。在日常生活中，可以想好事，也可以想坏事，想入非非，毫无止境，这就成了邪念和杂念。要制服这种邪念和杂念，就要靠真法来驱逐。练功的意念多了，我们的头脑、心神就邪不可干，就能出大智大慧，元神、元气就能在我的头脑中暗示和反应，这样我的头脑就在不知不觉中逐渐聪明起来，看问题也就深透全面，办事效率大大提高。比如我过去在工作时接触范围很广，大到帮助老总筹划企业规划，小到职工拉屎撒尿的事也管，棘手、脑慍、争斗的事时常发生，处理起来往往力不从心，办法也不够高明灵活。这是什么原因呢？因为受主客观因素的影响，自己头脑中邪念太多，正气不能上升，就压抑了自己的大智大慧。现在回想起来总有点幼稚可笑。要是我现在还能回到过去的工作岗位上去，那在办事处理的方法和态度上肯定与过去大不一样。下面有几点事实可以证明：一是搞电脑，跟着儿孙一学就会；二是看书看报，比过去更加轻松，一看就懂，记得准，领会也深；三是有人托我办事搞修理，我从不推辞，专门"背木梢"，从无怨言；四是有人骂我"阿背"，我却笑嘻嘻用精神战胜法去解嘲，从不与人争讨；五是有时与老太、孩子怄气，我摆了观点以后就不再记在心里，五分钟罢手，接着就消了气。我觉得家中之事尽管也有是是非非，但都是内部的矛盾，争来争去到头来都是个零，没有必要弄得清清楚楚，越糊涂越好，越糊涂越团结。我常常看到我们老年人有个致命的弱点，就是喜欢摆老资格，老是看不惯现实社会，一遇到改革的新鲜事就骂开了；退休工资少了一点差额就骂人，说是政府掏了他的腰包。所以这样的老年人活得太无聊，心态比工作时还差劲，他想要长寿谈何容易。我在社区看到这种心态比较狭窄的老人，不久就坐残疾人车了。而我现在所庆幸的是，学了真法以后，头脑感到很清醒、很灵活，感到自己的心态好得不得了。因此，我万分感谢李老的真法，他不仅使我练出了好身体，驱除了疾病，更重要的是还使我练出了一种好心态，够我后半辈子享用，使我快快乐乐过好每一天。

（4）真正提升了生活品位和质量。有人会问，练功与提升生活品质有啥关系？其实提升生活品质不光是物质的，从某种程度上讲精神生活品质比物质条件更为重要。没有对精神品位的提升，再好的物质条件也不会感到满足。古人云"做了皇帝想登仙"，这话一点也不夸张。我碰到一位从烟糖公司退休的老人，他退休工资3000多元，这在其他行业是不可思议的，可是他骂骂咧咧对我说："我们应该增加的退休工资都被某某拿去改造西湖，好了某某去出风头，苦了我们退休人员。"当时我想：我每月只拿1100元的退休工资，还没有感到这种愤愤不平的事，你拿3000元，加上你老太有5000元的退休金还不满足，实在是太遗憾了。我有了这样的好心态，并不是说我不要物质条件，而是认为物质条件好坏，不要拖累了自己应有的好心态。我醒悟到：在任何社会环境下，我不能被物质条件所左右，要面对现实，承认现实，不做物质条件的"奴隶"。和尚道士有多少物质财富，他们在清静无为的条件下，照样快快乐乐念经，高高兴兴做人，还出了许多名人高手。

而拥有亿万财产的富翁，如果他健康不佳，心术不正，这财产对他来说还有多少意义，他对物质生活还有多少乐趣。因此，财产再多而没有精神品位的人，物质享受再好也不会满足，到头来常常是在担忧和愤愤不平中死去。这些比比皆是的教训使我在练功中醒悟。现在我经常以"知足者常乐"来勉励自己，不做物质生活的奴隶，思想开朗，不计个人得失，严于律己，乐于助人，生活有滋有味，无挂无牵，虽然生活享受上不是百万富翁，但胜于百万富翁。

2. 实践体会

（1）"练就是方法"。真法书上说：有人问李老，学完五步功法后怎么练？李老说："练就是方法"。我通过十年实践深深体会到这话千真万确。早在 70 年代初，我就翻阅大量的健身和气功典籍，意在找到最好的练功方法，可是找了 20 多年还是一筹莫展，一头雾水。1998 年 10 月我参加了李老亲自教授的真法学习班以后，真的感到找到了真正的练功方法。从此 10 年磨剑，才逐渐进入李老功法的殿堂，认识到李老创编的真法博大精深，进而又认识到大道至简、道法自然的精髓所在。通过几年刻苦练功后，我有一次在工大后花园练真法站功，周围环境安静得掉下一根针的声音都听得到。我站着站着，不知不觉身体腾空起来，望着下面是一片树木花草，还有一泓碧蓝的湖水，美极了。飘了一会，我突然想到这是不是真的，霎时间什么都不见了，自己依然静悄悄地站在那里。收功以后，我细细琢磨刚才的情景，初次领悟到李老说的"练就是方法"的真谛了。从那以后我的身体一天天好起来，站桩能达到一个小时以上，体力恢复很快，还经常出现高层次的意境。

"师父引进门，修行在个人"。在练李老功法初见成效后，我更加乐此不疲，加紧练功，从而逐渐摸索出适合自己的一套练功方法，并在实际中加以自我应用，达到了"实践出真知"的效果。

① 练功时间和环境。我通过全天候各个时段对动功和静功演练比较，得出早上 5 时起身练静功最为合适的结论。"环境最安静，人的精力最旺盛，思想杂念最少，进入练功态时间最快，放松入静程度最深，家人家事最少干

预，而且最能出意境，出成效"。同时把练动功的时间恰当地放在下午4点至5点之间，这时候室外空气质量最佳，且能最适合自己每天的作息时间。

②"内视"是我长期坚持练功的结晶。意守丹田是驱除杂念的有效方法，但随着放松入静程度的加深，意守也成为一种杂念，成为提高放松入静深度的障碍。随着练功深度的到来，眼光和神光不断显现，我就把练功意守逐步转向内视、内照来替代。这一招很灵，当有杂念或周围环境干扰时，用内视一照，就出现亮光或气旋，头脑或身体一片空白，杂念干扰即刻消失，屡现屡照屡消，十分灵验。当静坐到没有杂念时，全身通透出现内外呼吸沟通，有时百会与会阴相吸，入静深度无与伦比，体感舒服极了。

③坚持做到日常练功生活化。这一点听起来很难，实际上稍加注意都可以做到。比如看书看报，做到心静、放松、沉气、思想排除干扰，这不仅是练功，而且还提高了阅读能力，理解深，记得牢，有时能出现解热解冷解肚饥的现象；做家务时，思想集中，不急不躁，心无杂念，慢条斯理，注意力随动作而转，如同练动功；走路时注意放松，沉气，呼吸做到细长慢，注意力集中到车辆、行人和路况，不想任何与安全无关的人和事，注意力集中赶路，如同练功一样，回家后并不感到很累；外出买东西，有时为了一点小利而争论，乱了练功的分寸，但我能做到5分钟解决舌战，迅速排除气愤等杂念，恢复正念，事后不再回忆，尽快忘记。

这些长期坚持练功所获得的各种方法是举不胜举的，只有坚持练才能办得到、摸得着、悟得透，否则如同挂在树上的果子，自己不动手采，一辈子也吃不到。

（2）放松是练功的入门功夫。作为练功者来说，放松就是练基本功。打个比方：比如一位泥水匠，他砌的砖墙是垂直的，重心在中间，砌好后用手指轻轻一推，这堵墙还会摇动，这就是真功夫。但有的泥工没有真本事，墙砌弯了便硬邦邦斜在一边，你用手推也推不动，而这位老兄还说他砌的墙最牢。其实所比方的这堵墙就像一个练功人，在练功时身体不垂直，重心偏在一边，身体就不自觉地硬撑着，这就没有什么放松可言，更谈不上入静。但是要到什么程度才算是真的放松了呢？我经过无数次的练功实践体验，要求自己放松到使真气能够畅通无阻地到达身体各个肌肤、脏腑、脉络、毛窍、腠理、穴位，甚至每个细胞。无孔不入，无气不在，直到全身都气化了，真气在体内运行毫无阻滞了，甚至有时感到体内体外真气都沟通了，无内无外了，融为一体了，这才是放松到位了，放松上层次了。而且在放松时，意念在哪里，真气就会在哪里聚集，不仅带去了营养，还能带去强有力的免疫功能，清除体内垃圾，抑制细菌病毒，修复被损坏的细胞，为防病治病创造了条件。特别是小毛小病，用意念输送一下真气，打几分钟气旋，小病小痛就很快被缓解，因此放松也是防病治病的基本条件。我多次的实践经验表明，今天如果人感到很累，用不着高度入静，只要真正放松静坐半小时，那么全天的疲劳感也就消失了。因此，长期以来，我把放松作为入静的先决条件，经过长期探索和实验，终于形成了一套"入静心法"，也就是说用内视返照的方法，逐步使身体的各个部位都达到放松静化的目的。主要方法为：神松、形松、息松三部曲。

① 神松，这是先决条件，心神不放松就谈不上放松。其主要功法是李老讲的，眼观鼻、鼻观口、口观心、心观丹田，或眼观鼻、鼻观丹田，其主要作用是能迅速排除杂念，安定心神，由此而带动形体放松。

② 形松，也就是用内视的方法从头到胯逐一进行放松，是训练内视的好办法。

③ 息松，呼吸做到细长匀慢，毫无用力之感，直到胎息出现时，才算真正放松了呼吸，为入定创造了条件。

放松对于练功者来说，也不是轻而易举所能掌握的。要通过长期的磨炼和体会，才能得其要领，才有可能与深度入静的要求相辅相成，从而达到高层次练功的理想目标。到目前为止，我还在为此目标而进行不懈的努力。

（3）入静是练功的关键性功夫。我在初期打坐练功时，往往杂念纷飞，连老底子的事也会翻腾上来。有的书上说"快刀斩乱麻"，可是在我身上体验起来却越斩越乱，"斩"也成了杂念。后来我按照李老讲的对杂念采取不理不睬，任其自生自灭的态度。这一招倒是起了作用，我长期按照这一方法去做了，正如对待无谓的争吵一样，自己不去理睬他，事情就慢慢平息了。随着练功时间的延长，入静深度就慢慢形成，胎息油然而生，呼气进入丹田也感觉不出来，像是肚脐、皮肤在呼吸，缓缓地一开一合，很是舒服，毫无加力之感。入静到较高层次时，百会与会阴相互贯通，有吸引力，全身内气旋转，无念之念也淡化而去，这时候身体似乎气化，透明发亮，与外界融为一体；有时候有人会过来与我对话，我一概不予理睬或睁眼。

深度入静的意境是多样化的，近几年来常常出现。我对各种意境的出现，来者不拒，去者不追，任其自然，因而功夫日积月累，体质和心态日益好转，练出了老年人应有的强壮体质。

深度入静就是练性功，进入了炼神入虚的初级阶段，是练心神的功夫。因而练功既无定法，也不拘形式，更没有格式化的方法，全靠自己心悟才能取得成功。根据我长期练功体验，也有三种心法与大家探讨。

① 经常保持一个平和、愉快和深明大理的心情。不论定时练功或日常生活，都必须随时改造身心，时刻保持正念常驻，修正自己的不良心情和行为，严于律己，乐于助人，把自己的利益观念置之度外，与各种妄念、邪念决裂，端正神态，时时保持练功状态。

② 在入静加深时，坚持自觉观照或内视返照，心灵保持高度超脱。特别是顺境逆境中所反映的各种杂念与干扰，必须时时用内视或观照进行驱除，绝不留恋，直到万念俱寂，一灵独觉，寂而不死其心，觉而不乱其寂，才算是湛然进入深静的高度。

③ 深静必先调息，务使心息相依。也就是说心神听鼻息出入，如能在脐内微微感知，出现鼻联脐的现象了，这就是心息相依的胎息了，高度入静的境界也就到来了。

总之，这三种心法是相辅相成的，缺一不可，今后还是要继续深化，反复应用到深化入静中去，不断使自己练功水平提高到一个新的高度。

（4）自然——融会贯通到练功的全过程。李老指出道法自然，我理解这个"自然"，就是指事物的发展规律。我们每个人都有适应社会生存的自然规律，如果违背了这个规律，不用说练不好功，更严重的还会出现偏差直至走火入魔。例如静坐，书上要求脊柱要正直，但我们年纪大了，难免有驼背什么的，那就顺其自然。如果驼背硬要挺直，反而使用拙力而不能放松，严重的还会伤害身体。又如入静，我在功底浅薄的时候，硬要对杂念快刀斩乱麻，那就违背了自己练功火候的规律，意念重了还可能走火入魔，如此等等，前人的教训很多。因此，我在练功过程中，放松也好，入静也好，都要从自己的实际出发，要按照自己渐进的自然规律练功，既不超前追求，也不放任自流，过于保守。掌握什么样的练功火候，就只能靠自己在练功实践中不断去探索、去琢磨、去体验、去掌握。实践可以出方法、出真知，别人是教不会的，教也不一定讲得入微，自己也不会深刻领会。总之，把握自然法则，在练功中融会贯通，就能避免走歪路，走错路，就能自然而然循序渐进，逐步达到炉火纯青的练功高度。

同时我对李老的真法深信不二，有"罢黜百家，独尊儒术"的味道。其原因是，有一法必有一障，功法练得太多，难免有各种障法妨害，有的甚至决然相反，相互抵消，结果没有一法能够入门，违背自己的愿望。因此，我近年只练真法，辅以太极拳、瑜伽和按摩，其他功法一概放弃，如此才获得较为理想的成果，这也是我按照自然规律练功所获得的结论。

综上所述，我10年来对学练李老真法的几点收获和体会，可以归纳为12个字："坚持练，放得松，入静深，要自然。"这既是我的实际练功方法，也是我获得练功成果的主要经验教训。由于水平有限，倘有不当或舛错之处，望各位老师慷慨指正。

（卢连芳）

病例42　我锻炼真气运行的一点体会

我今年63岁，练静坐十余年了，每天早上单盘坐45分钟左右。近两年静坐中又采用了逆腹式呼吸。十余年来，几乎没有一天中断过。由于坚持静坐，对促进身体健康起了一定作用。也许是一种缘分吧！2007年12月初出差时碰到了王百万老师，我叙述了自己练静坐的情况，告诉他一段时间来自己心口窝处一直隐隐痛。他建议我静坐时呼气想着心口窝。我照王老师说的办法做，十多天后，心口窝处隐隐痛的毛病消失了。我仔细地看了真法网站上李老有关真法的精辟论述，邮购了《真气运行学》和《练功指导》。按照这两本书的要求，自己开始锻炼，两个多月后，我通督了。现在，小周天运行气流充足，明显感到真气流从下丹田经会阴、冲开尾闾沿督脉而上，经鹊桥，由任脉而下返回下丹田。一个多小时练功，小周天可运转好几圈。我练了这么多年静坐，直到这两个月习练真法，才有这样的通小周天的感觉啊！这使我深深体会到，相比之下，真法确实是一门独到的好功法。

我是这样练的：摆好练功坐姿，单盘坐，收腹，含胸拔背，下颌微内扣，舌抵上腭，双目平视，自上而下节节放松，特别是放松腰部，将目光从前方收回来，双眼微闭（轻轻闭上或低垂眼帘），面带微笑。自然呼吸，呼气时意念在中丹田，每次呼气中丹田都有温热气感。过一会儿，真气自动经任脉流向下丹田。一旦下丹田有了饱满充实气感，就开始凝神守下丹田，文火温养。过一会儿后，下丹田气感更饱满充实，感觉到有一股气流经会阴、冲开尾闾沿督脉而上。意随气行，绝不加以导引，顺其自然。有时气流稍停留下来时，意念仍守在下丹田，文火温养，气流又前进时，意念又跟着走。这样气流沿督脉，经鹊桥，由任脉而下。气流行至中丹田时，稍微意守一会儿，气流自然下行至下丹田。然后，再意守下丹田，文火温养，真气流又重新沿着督脉过鹊桥由任脉回到下丹田。这样周而复始，进行小周天运行。应该说，这还是五步功刚通周天后的境界，下面主要还是意守下丹田，慢慢地练出胎息，然后定守胎息，直到虚空出现，然后顺其自然、定守虚空。

我收功时默念：我要收功了！双手合十，搓热双手心，再搓搓脸，默念一次"红光满面、容光焕发、青春常在"，双手掌心自两面颊上，中指轻压鼻两旁，共18次，再用双手由前向后梳梳头。接着，仍不散开盘坐姿势，用手拍打双腿、膝盖，按摩脚背，消除麻木疼痛胀感。待疼痛胀感基本消失后，再松开双腿。

练功前，排出大小便，适当喝点温开水。如饭后，至少要一小时后才能练功。静坐后不能马上用冷水洗手、洗脸，否则不利气血运行。练功后至少15分钟才能进食。

时间，我选择在早上5～7点（卯时）或下午5～7点（酉时），各单盘坐一个多小时。

通过真法的习练，总结起来有如下体会。

1. 习练真法，不要同时再练其他功法 我习练真法后，不再采用原来的逆腹式呼吸，而完全按真法要求进行自然呼吸。由于没有把两种呼吸方法掺和到一起，习练真法就很顺当了。我看真法论坛上有的功友，原来也是练别的功法，现在想习练真法，因已不习惯胸腔呼吸，想直接用腹式呼吸想象气往下行。这是不妥的，既然习练真法，就要放弃原来的功法。两种不同的功法掺和在一起练，可能会伤害自己。

对于原来练别的功法多年的人而言，经过认真思考，决定习练真法的，我认为主体必须按真法要求习练，以不出偏差。一些辅助部分，各家都可以通用的，如起功姿势、收功动作，可以沿用自己多年习惯的方式。

2. 怎样入静 《黄帝内经》中说："恬惔虚无，真气从之"。说明人在清静无为的状态下，体内真气便可从之而生，且旺盛地运行。这说明习练好真法最核心的问题就是做到入静。真气运行法通督后的练功强调一个静字。什么是静？《真气运行学》书中李老说得很辩证透彻，"我们所说的静，就是使身体安静下来，全神贯注地调整呼吸，推动真气运行，冲通任督，贯通经络。"因此，所谓入静不是什么也不去想，事实上什么也不去想是做不到的，口头上说什么也不去想，实际还是静不下来，思绪纷纭。李老在真法书中还说："为了使高级神经活动不受干扰，最大限度地摒除外界刺激的反应，集中于真气运行，对内环境进行诱导，这个功夫叫做内视，也叫精神内守。""习练真气运行五步静功，练哪一步功就内视哪一部位。"所谓"内视"也就是"全神贯注"，不可分心分神。这就起到以"一念"代"万念"的作用，以"一念"摒除杂念的干涉。

第一步功强调"呼气注意心窝部"，我在呼吸时用低垂眼帘"内视"心窝部的方法，着重体会心窝部（中丹田）的温热、闷胀的感觉，并用耳朵细听自己的呼气，不要发出粗糙的声音。中丹田有了这些温热、闷胀的感觉，说明真气在中丹田积聚了，一步功目的达到了。第二步功"意息相随丹田趋"，每次呼气都从心窝部开始，意随气行，即意息相随，呼气结束时也到了下丹田。第二步功"内视"的起点是心窝部，止点是下丹田。第三步功"调息凝神守丹田"，一呼一吸，名之为息，当第二步功做到下丹田一有明显感觉，也即调息恰到好处，就排除杂念，凝神意守（不要死守，要似守非守）下丹田，"内视"下丹田，以神意文火温养，促使下丹田气聚旺盛，如感觉下丹田气不足，也可再用第二步功法，便可使中丹田气入下丹田（注意不要使下丹田发热太过，耗伤阴液，犯"壮火食气"之弊）。待下丹田真气旺盛，真气自然下行至会阴，冲开尾闾，沿督脉而上。第四步功"通督勿忘复勿助"，真气沿督脉上行的时候，"内视"真气上行，即意识应该跟随真气上行的力量，意随气行，若行到某处停下来，不要用意念去导引。还是用文火温养下丹田，意守下丹田，真气足了，自然会沿督脉继续上行，过鹊桥，由任脉而下。至中丹田位置时，意守"内视"一会中丹田，接着气流自行流回到下丹田，即实现了任督环流，小周天运行。第一步功到第四步功，练到哪一步功，就"内视"到哪一部位。"一念"代"万念"，摒除杂念的干扰，使真气沿任督脉运行起来。第五步功"元神蓄力育生机"，是在高度入静的状态下进行的。清静为第一要务。在因势利导运转周天的修炼过程中，还是以守下丹田为主，但当出现丹田开合，呼吸极其细微缓慢即进入胎息状态，就守住胎息，进入虚空状态，"物我两忘"，顺其自然，定守虚空。一心静定，直指上乘。打破虚空现光明，祥光深处觅真身。光的修炼是中高层次，属性功范围。功力愈高，越讲究悟性，越讲修德、修心。

3. 要有一颗平常的心　俗话说得好，"心平气和"。常听到很多人对修炼有成就的人的评价是：他已得其心法。这说明修炼到很高境界，首先要修心法了。这里心指以大脑为主的神经系统，是产生心理活动和精神现象的指挥部和指挥网络。心法是根据心的生理规律和活动规律，对心进行自觉有效地认识、理解、调整、养护、锻炼等的实践性方法，从而达到心的生理和心理健康，消除心的疲倦，医治心的疾病，提升心的活力和能量，摆脱由心引起的一切坏习惯和不良现象，进而带动人的整体更健康，逐步摆脱一切令人异化的现象发生，使人得到觉悟聪明，得大智慧。

心法是自身修炼。佛家讲明心见性，道家重性命双修，儒家是修心养性。修心养性就是涵养道德习性，是健康养身的灵魂。

唐朝名医孙思邈在其所著的《千金要方·养性序》中说："夫养性者，欲所习以成性，性自为善，不习无不利也。性既自善，内外百病皆悉不生，祸乱灾害亦无由作，此养性之大经也。善养性者，则治未病之病，是其义也。"这是非常深刻的认识和论述。现代科学已充分认识到，健康的心理状态是身体健康的重要保证。而健康心理状态的关键在于调节心理平衡，保持平静而愉快的心态。

修炼心法，修心养性，得到一个平衡的心态。在金钱唯上的商品社会，淡泊名利，洁身自爱；多做善事，心胸开阔，处在一个和谐的生存环境；体欲常劳，食欲常少，素食为主；生活有规律，睡眠有定时、有节制。这样"心安易入静"，"气清不浑浊"，"神志清明"，有了良好的功态，便易于进入高度入静的状态。

介绍自己的一点点心得，希望起到抛砖引玉的作用，敬请老师和功友们指教。

（斯培灿）

病例43 尝到了甜头 增强了信心

我以前曾学过藏密"金刚禅"，后来由于腿跌断等原因而中断。因腿骨折，长期卧床，肠胃功能出现毛病，先是便秘，服了泻药后，逐步转变成腹部胀气。由于肚皮胀气，夜里睡到两三点钟就被闹醒，直到天亮。长时间这样，人逐渐消瘦，我和家人都很着急，找省市各大医院消化科名医就诊，两三年时间里先后作了一次胃镜、三次肠镜，均未见异常，医生也没有明确诊断意见，只说是肠功能问题。吃了不少西药，未见明显疗效。有同志建议我用中药调理，我又先后到回春堂、同仁堂等多家名医馆求医，吃了一年多中药，仍未见好转。疾病折磨，使我面色枯黄，体重下降，忧虑重重。

在求医无门的情况下，恰好碰到李老的学生林加东同志，他建议我练真气运行法，并介绍我参加杭州真法学练小组活动。我怀着试试看的态度，于2006年11月开始，每周三到杭州植物园参加活动。小组的同志对我非常热情和关心，何定老师教我具体的练功方法和要领。我买到了李老的书，开始认真地学练，按要求循序渐进，逐步深入。在各位老师的帮助指导下，通过4个月的学练，气感明显增强，并打通了小周天，病情有了明显的好转。我尝到了"真法"的甜头，增加了练功的信心。从去年5月开始，我停服了所有胃肠方面的中、西药。随着练功的深入，身体一天比一天好起来，腹部胀气缓减了，因胀气影响睡眠的情况基本消失，肠胃功能增强，面色开始红润，体重增加了8斤，体力有了恢复，现在一天活动下来，没有疲劳的感觉，也不感冒，原来的便秘、痔疮出血也都消失了。我心情舒畅，生活质量有了很大提高，这一切都验证了李老"真法"功效。

一年多的练功实践使我体会到：

（1）要有信心。传统养生方法是强身健体的瑰宝，是我国劳动人民几千年养生实践的结晶，特别是李老真气运行经过60多年的实践、临床应用和科学总结，更是养生保健的精华。我通过练"真法"取得的初步成效，更增强了我的信心和决心。我开始练时最多只能坐半个小时，再坐下来就觉得很吃力，现在我一次坐一两小时也不觉得累，练后觉得舒服，逐渐养成习惯，将练功作为生活的第一"要务"。

（2）要持之以恒。只有坚持，才能成功。现在我每天练功时间都在3小时以上，不论外出探亲，或旅游空闲中都坚持练功。每天早晨5点30分起床，洗漱后就开始练"混元坐"一小时，接下去练"上河车搬运"，然后再搞一些其他运动，8点吃早饭。下午5点至6点练"混元坐"，晚上9点至10点，先"混元坐"，然后"下河车搬运"，逐步形成练功的作息时间，没有特殊情况，雷打不动，到时间不练功，就有不舒服的感觉。

（3）要有一个安静的环境。我把一个房间作为练功的地方，每到时间一个人就闭门练功，家人也很配合，从不打扰。有了一个安静的环境，逐步积累气场，练功时很容易入静，进入练功状态。入静是练功的关键，只有入静，才能做到全身放松。只有放松，练功才有效果。但真正做到入静是不容易的，我开始练功时，一坐下来，思想杂念满脑子，注意力难以集中。通过意守丹田，思想逐渐得到集中，练功过程也经常出现杂念，这时注意内视丹田，静听呼吸，诱导真气运行，杂念就会慢慢消失，随着入静而深入，身体各部位得到放松，自然进入心息相依的状态。

我虽然取得了初步效果，有了一点肤浅的体会，但这仅仅是一个起步，今后还要深入学习李老原著，多请教各位老师，勤学苦练，相信定能取得更大的成效。

（郑巨周）

病例 44　是真气运行救了我的命

我是一个真法实践者。十几年来，由于苦练真法，使我这身患风湿性心脏病46年并曾心衰Ⅱ度的病人得以新生。如今心功能正在恢复，同时因心衰引起其他脏腑的疾病有的已痊愈，有的正在康复之中。我从一个卧床难起的病人变成了能买菜做饭操持家务的家庭主妇。

我把自己对真法的理解和感悟作一个小结，和功友们分享。

1. 平心静气，在苦练中感悟　学练真法的人都知道，静下心来是首先要做到的，要静心必须要专心。我为使自己专心，采取了反复默诵《心经》，或默唱流行歌曲的静心法。当然默诵或默唱都是服从于呼气注意心窝部的。慢慢地调整呼吸，慢慢地默诵《心经》或默唱歌曲，待心窝部热了，气息相随趋丹田了，丹田充实饱满了，真气过会阴、经尾闾到达命门，像水银柱一样随呼吸上下而动。过夹脊时，真气在夹脊停留时间较长，约一周左右。此时心区反应强烈：胸闷、气急、心悸，背部就像被一只大手捂着，耸肩动臂无济于事。只有一条路，延长练功时间，这是李老教给我的，这个办法很灵。我每日利用所有时间练功，终于在学习班结束的前两天，自觉一股热气渐渐透过玉枕到达上丹田。顿时眼前发亮，伴随着眼泪鼻涕的涌出，夹脊关处轻松舒服了，整个人松绑了，那股舒服劲是我几十年来未曾有过的。我也因此第一次尝到了学练真法给我带来的实惠和快乐。在我发功的整个过程中，李老始终站在我的身后保护着我。半个小时左右，他摸着我的背说："很好，没事了，回家去吧。"那一夜我睡得格外香甜，我悟出了真法的神奇，明白了只要按照五步功法的要求一步一个脚印去练，不会有什么危险。这是我在学练真法的道路上迈出的第一步。

2. 坚持不懈，在苦练中求进

（1）我是 1962 年 3 月在学校体检时发现患有风湿性心脏病的，且心脏已扩大，医生告知不能上体育课。工作了 35 年，我深深地理解了什么叫力不从心。好在领导的照顾和身边亲人及同志们的关怀，我从没有感到过自己孤立。然而每到秋冬季节，长时期的感冒、咳嗽，加上严重的关节炎，困扰了我 46 年之久。由于心脏供血不足，五脏六腑相继也受到了牵连：浅表性胃炎、脂肪肝、支气管炎、肺淤血、肾盂肾炎都相继出现。我不断努力寻找改变现状的途径，中药、西药、针灸、理疗，但只能暂时减轻症状。我也曾学练太极拳，学过香功、鹤翔庄，也自学过真气运行五步功法，终因认识不足，没有坚持下来。

1995 年 12 月李老来杭办班，梁敏华同志打电话告诉我，我便毫不犹豫地报了名。在李老的亲授下，苦练实践真法，使自己在寻求健康的道路上踏上了正轨。我真为自己庆幸，真为真法叫好。

真气在体内运行有它的固有规律。2002 年春天，我三个丹田连起来后，上下丹田之间吸力极大，不可想象。它的运行轨迹直观感觉是从下丹田到上丹田呈螺旋线上升。它第一次冲击我的心脏是 2002 年春天，它像一把钳子把心脏紧紧抓住，由左向右顺时针旋转。约2小时后它又转到心脏下方，分别由右下方、左下方向左上方、右上方旋进，那时心脏感到格外不舒服，直冒冷汗，咬牙坚持了5个多小时。说来奇怪，从此以后，我的心绞痛症状消失了，至今没有复发。

当真气转到肺部时，寒气袭人，尽管用衣被把胸口、脖子包严实，还是冷得手脚发凉。当气冲到胆时，痛得人会倒吸气。冲到肾脏时，腰痛得直不起来，只能平躺着。尤其冲到膝关节，红、肿、痛一齐来，走路腿沉得抬不起来。半夜从梦中痛醒是常有的事。"通则不痛，痛则不通"对我来讲体会得太深刻了。多年来，每到晚上我的腿脚都是肿的，气冲时尤为厉害。脚背像一个大面包，一按一个坑。小腿肿痛得连皮肤都不敢摸。那时我行动不大方便，在家中利用一切时间苦练静功，经常感到腿脚像泡在冰水中。练功时穿着棉裤、棉鞋还得盖上小棉褥子，又痛又冷，实在难熬。我的风湿性关节炎是上世纪60年代初留下的病根。在那个缺衣少药的年代，频繁的风湿活动侵入心脏，患上了风湿性心脏病，延续至今。我常对功友们说，这大半辈子我不知道什么叫不痛。因此，我庆幸自己找到了不靠吃药打针，只要求己，就能减轻痛苦的良方。12年来特别是2001年，我谢绝所有亲友探望，每日闭门苦练6～7小时，效果明显。现在关节基本不痛了，腿脚也不大肿了，脚也热起来了，还能盘腿（自由盘）练功了。真气是神奇的，真气力大无比，尤其是冲击病灶时，苦不堪言。一旦冲过，病情就减轻了，下次再冲时，感觉就好多了。通一次，病情就缓解一次。一次一次地冲，一次一次地痛，一次一次地疏通经络，周而复始，整个过程有痛苦，有规律，也有进步。

我从内心感谢李老，感谢真法！是真法救了我的命。我从2003年4月1日至今，不看病、不吃药、不打针（备有养心氏、复方丹参滴丸），全靠练功来调节，效果是显而易见的。

（2）手心、足心皲裂是我练功中的强烈反应之一。它是另外一种痛：1996年通督前，我的双手就开始皲裂了（可能与以前练功有关），先在双手关节处，后发展到手心，右手更甚。医院化验检查无菌，皮肤科专家也无可奈何。我告诉他们是风湿发出来的，谁信呢？通督后，皲裂更厉害了，双手见不得人，我意识到是排毒反应。直到2007年，双手全好了。2005年10月份，我的双足心又皲裂了，横一道竖一道血淋淋的，痛得无法走路。我没有吃药，只用纱布、创可贴暂时缓解。因为双手皲裂的经验告诉我，药物对排出的毒素是无效的，只能苦练真法来去根。目前，除涌泉穴周围、左脚踝内侧、肾经一条线没有全好外，其他地方已基本痊愈，走路无碍了。今年4月份突然双手的鱼际上又皲裂了，并延伸到手腕处，左手还延伸到手心。似乎告诉我肺部正在治疗中，因为鱼际是在肺经上的。说来奇怪，原来皲裂过的地方完好无缺，没有皲裂的地方都要补上。看来还需要努力一些时间才能痊愈。

十几年来，虽然时好时裂，无法做事，行动困难，可我心里清楚这是练功的成效，是一种强烈的排毒反应，因为它都出现在神经末梢。心经、肾经更甚，只有把这些经络疏通了，病魔才会被征服。因此，我必须苦练苦练再苦练，才能获得健康。

3. 沟通交流，在苦练中共勉　我们的学练小组，可以称得上是一个小型的真法研讨班。其成员都是真法实践者，虽然学练真法的年限不等，可每个人都有自己的经验和体悟。我们在一起先练静功，后练动功，互教互学，互相勉励。健康和谐的氛围，使我气血畅通，受益匪浅。有的功友坚持练功20多年，练就建康体魄，有着丰富的经验，并多次介绍给我们。他们是我身边的榜样。有的功友建议我：不要单纯坐着练功，可以适当增加站起来练功的时间，效果会更好。我的手脚皲裂，有碍走路，功友们鼓励我，指点我：等把冲脉练通了，你的病会慢慢好起来的。我接受了他们的建议。果然如此，近两个月来，我感到眉心鼻骨时疏时紧，口唇发麻的程度加剧，随之喷嚏连连、鼻涕淌流。8月份体检，有些病已经痊愈了。

我还先后收到功友们练功经验总结的文章，以及有关饮食调养、健身按摩、老年养生等方面的资料达五六十份之多，这些对我来说都是丰富的营养大餐。有时我偶感不适，没有去小组活动，功友们就会打电话来关心询问情况，并告知活动内容，我内心感到温馨，并很珍惜这份"真法缘"。

4. 动静结合，在苦练中享受　真法有静功和动功之分，对我来讲，以静功为主，动静结合。记得2001年心衰Ⅱ度后，我卧床难起，是李老的鼓励使我每况愈下的身体状况获得新生。李老在电话中说："你能好，不要急，慢慢练咱们的静功，先不要练动功。"朴实无华的语言给了我活力，使我至今难忘。并以它为动力，没日没夜练功（卧功）。三个月后，奇迹发生了，先感到下丹田温热，后感到命门处跳动，我竟奇迹般地坐起来了。练功已经成为我生活中不可或缺的元素。子午卯酉时，练功效果更佳，我仍然坚持每日练功6～7小时，以练静功为主，还练上、下河车搬运和混元庄，有时也练《六字诀》，五禽导引在集体活动中也练。现在，我可以骑电动三轮车和功友们聚会、沟通了。最近（2008年8月份）一次体检：心功能改善了，肺淤血消失了（肺纹粗），多年的胆囊炎痊愈了，脂肪肝没有了，甘油三酯、血糖均在正常范围内，双肾B超无异常，但尿液化验还有隐血＋＋，红白细胞＋。心脏扩大、房颤是我的老毛病。人体是个大系统，我坚信随着功力不断长进，自身定会调理好的。

说真的，十几年来，我选择了真法，真法也选择了我。在实践真法的过程中，我收获了生命，收获了健康。真法在我的实践中，得到了验证。如今，学练真法已经成为我生命活动的一部分。耐心求进、持之以恒是我的座右铭。我的老伴也在学练真法，并取得成效。我也给亲朋好友寄去了不少真法资料。相信在全民健身发展的今天，真法一定会硕果累累。

（党迺清）

病例45　真气运行法给了我第二次生命

我是一个长期患有多种慢性病的人，由于常年病魔缠身，严重地影响到工作和生活，在无法坚持工作的情况下，只好提前退休。

19年前的春天，有幸遇到恩师李少波教授，接触到真气运行法。经过

19年的坚持锻炼，我深深地受益于真法的"自我调节，自我修复，自我治疗，自我重建"，使我这个长期患有多种慢性病的人（先后做过大小5次手术），又回到健康的生活轨道上来。体重由原来的80斤，到现在总保持在90多斤，最重时可达到105斤。从一个被称为单位第一老病号，到别人连做梦也没想到我会有今天这样好身体的人。也有人说我是"死里逃生"，甚至连医生都说：像我这样的人，"就应该以医院为家"之类的话。说实在的，我那时候真的让疾病折磨得生不如死，只能是苟延残喘地活着罢了。

如今正因为我坚持练习真法，让我这个本来就叫病魔折磨得死不了、又活不好的人，变成一个红光满面、精神焕发、双眼炯炯有神、能活蹦乱跳的一个老人。练功前后相比，真是判若两人。真气运行法给了我第二次生命，也是我人生的第二个春天。

下面是我19年来，以坚强的意志力，踏踏实实地练好真法，治好了多年顽疾的具体事例。

（1）20世纪50年代患的慢性肝炎，肝区疼痛难忍，甚至连坐公交车时，站着右脚都不能着地，因为颠簸会引起肝区疼痛的加剧。练功前肝大2厘米，中等硬（已出现肝功倒置）。依靠真法，在完全没用任何药物和治疗的情况下，经B超、肝功能检查，结果是一切正常。

（2）多年患有神经衰弱（严重程度已到了彻夜无法入睡），真是痛苦万分，现在睡眠质量大为改善，且往往都是在甜梦中度过。

（3）多年胃病（胃酸分析：全部呈现负数，最多达到－40），检查结果："萎缩性胃炎"。曾经到了无法进食，人已骨瘦如柴。过去很多东西不能吃，只要稍吃错东西，那胃就会痛得要命，现在什么都能吃了。

（4）风湿性关节炎近40年（最好抗"O"1000，血沉48），症状反应比气象预报还要准，当时我预测晴天，就绝对不会下雨，连孩子上学都先问我是否要带雨具。由于风湿病严重，就会经常利用自己的"优势"——预测天气的好坏，去做些家务。如天还在下雨，我就去洗什么床单、被单等，而这时就会被人说我是神经病，但真的不久天就晴起来了。后来由于我的预测比气象预报还准，别人也就跟我一样洗了。而现在我的"气象"预报功能宣告失灵了。

（5）胆囊炎多年，如今B超检查：一切正常。

（6）36年的痛经，什么止痛药也无济于事，那痛苦真是难以用语言来表达。练真法短短一年多，此病就消失得无影无踪了。

（7）慢性左侧附件炎，吃药、打针（打了有近千针），什么物理治疗也不少，就是好不了，有时走着走着就疼得不能走，现在也都烟消云散了。美尼尔氏综合征，每隔两三年便犯病一次，一犯病人就感到天旋地转而动弹不得，练真法后再未犯过病。

（8）肠痉挛经常发作，上班、走路及日常生活中发作时，真是痛苦不堪。如今十几年来从未发作过。

（9）近半个世纪的牙龈出血，经多年中、西药物治疗也无效，常常无故出血，甚至连吃口馒头、面包之类也会出血。练功后，哪怕吃些硬的食物也不会再出血，别人都羡慕我的牙好。

（10）腱鞘脂肪瘤（40多年前左侧已经手术切除，右侧当时还较小，故没切除，谁知后来发展越来越大，曾多次准备手术，也总因身患顽疾太多，体质极差，当时不敢一起切除），经过19年修炼真法，已经缩小到只有原来的十分之二大了，相信只要坚持认真练好真法，这个瘤子一定会给治愈的。

（11）左侧臀部有一拇指大的瘤子，也曾多次准备切除，虽然已经直接影响到工作和生活（不能久坐），由于身体太差，而迟迟不敢手术，现在只有花生米粒大。

（12）甲亢次全切除术后遗症（右侧气管处不能碰压，稍一碰压就会咳嗽不止），练功不到一年，该症状就好了。

（13）左肾与输尿管结石手术（因结石太严重，而损坏了整个肾，失去功能），现只有右肾在维持着，左肾B超检查未发现有结石，而同期一起手术的病友，有的人又出现结石再次手术的，但我还是一切正常。

（14）痔疮（外痔，经常发作，严重时除治疗外，还必须卧床休息，症状才有所缓解）经练真法后，从未发作过，也不需要什么治疗。

（15）过去每一年就有280多天感冒，现在连感冒也没有了，如有点感冒征兆的话，练完真法就能把它镇住了。

上述所有顽疾，都是无药而愈的，这就证明"真气运行法"能充分调动人体的本能力量，有效地和疾病、衰老作斗争，从而达到身体健康的目的。经过19年真法的修炼，我深深地体会到光有好的功法还不够，更重要的是自己要坚持不懈地认真去修炼。

这些年来，我就是以两句话来努力练功的。

一是不追求。虽然自己有很多顽疾缠身，但从不追求要练到怎么样，病什么时候能好等（因常常听到一些人说：我都练功多久多久了，怎么什么什么病还不见好呢的话语，而我都会告诫他们练真法是不能急功近利，好好练功就是），我的态度是：一切顺其自然。

二是持之以恒。19年来不管任何情况下，每天坚持练功，我的做法就是：今天不能练三个小时，就练两个小时，再不就练一个半小时，一个半小时都不行的话，也都分秒必争地做到能练多少就练多少。例如外出坐火车、乘船、旅游（包括出国）也都坚持练功，团友都说我："是去练功还是旅游"，而我的回答很干脆："练功、旅游两不误"。又如肾结石手术时，躺在病床上也坚持练，同房病友说："叶姨服了你啦"。大年初一，第一件要做的事——练功。再如遇到儿女大婚的日子，早早起来首先练好真法，然后再去处理其他事情。只有这样才能确保练好真法的时间。对我来说，练好真法自己身体好了，也就是更好地给孩子们解除后顾之忧，一心一意地做好工作，亦算是我这个老人对社会尽一点点力吧。

以上是我自练真法以来的点滴体会，今后还将继续努力，并要在有生之年，尽自己所能，坚定不移地把真气运行养生保健方法推向大众，推向世界，为全民健身活动，构建和谐社会以及全人类的健康事业作一点贡献。

（叶宝玲）

第七章　真气运行的动力与丹田

　　真气在经隧中运行，是借助于呼吸运动的推动力量，有节律地布达全身的。所以锻炼真气运行法必须以调整呼吸为入手功夫。各家书中提出了很多的呼吸方法，如深呼吸、腹式呼吸、潜呼吸、逆呼吸、喉头呼吸，还有什么停顿呼吸（叫人憋气）等。由于这些复杂的呼吸形式，给练习的人增加了很多困难，有些呼吸法违背了生理上的自然规律，因而有人在练功中出了问题。为此，对呼吸生理及其运动形式和内外的影响加以探讨，采取准确而有效的方法，可以使初学调息的人简单易行，事半功倍。

一、呼吸的生理

　　呼吸是借胸胁的张缩、横膈膜的升降而形成肺的呼吸运动。呼吸有内呼吸和外呼吸，成人的外呼吸在平静时以每分钟 18 次的频率，吸入氧气，排出二氧化碳。

　　内呼吸即体内真气活动情况，也就是细胞摄取氧气、养料，转换为能量的过程。胎儿在母腹中不能直接摄取氧气和养料，须由母体通过胎盘、脐带供给，以完成发育和生长，由胚胎形成一个完整的人体，当然这个变化过程是很复杂的。过去把这种内呼吸叫做胎息。锻炼真气运行法到一定程度，鼻息微微，若存若无，好像停了外呼吸，只觉得丹田开阖，任督沟通，就像是春风送暖百花开时的舒适感觉。这和胎儿没有外呼吸，只有旺盛的内呼吸，自然舒适地生活在母腹中的形式相似，所以也称为胎息法。

外呼吸是出生后获得的。在先天发育过程中，已经具备的呼吸系统，本来是静止的。出生后由于本能的活动和大气压力的关系，开始了外呼吸。从此，肺内压和大气压保持着这种压力的关系，有节律地进行着吐故纳新的活动。

呼吸的作用，不仅是吸入氧气、排出二氧化碳，更重要的是利用呼吸运动，推动内呼吸，促进细胞的新陈代谢，推动真气的循经运行，赋予机体各组织生命活力，以使各组织器官发生有机的联系，这就是对呼吸运动的全面认识。《素问·灵兰秘典论》说："肺者相傅之官，治节出焉。"说明在心的主宰下，肺有节律的呼吸运动在体内起到升降出入的生理作用。

二、呼吸运动天人相应

人以天地之气生，四时之法成，天人相应之理也体现在呼吸运动之中。《黄帝外经·呼吸》雷公问于岐伯："人气之呼吸，应天地之呼吸乎？"岐伯曰："天地人同之。"天地如何呼吸？《老子·第五章》有"天地之间，其犹橐龠乎！"天地宇宙的形成，为阴阳二气上浮为天，下凝为地，一开一合，如橐之无底，龠之相通，浑浩流转，毫无障碍。古云："吸之以为橐，呼之以为龠。"天人相应者，人的外呼吸，呼出的是二氧化碳，吸入的是自然界氧气。故《黄帝外经》说"呼应天，吸应地。"人体的内呼吸，呼则心火自上而下行；吸则肾水自下而上行，以主气机升降。《素问·阴阳应象大论》说："地气上为云，天气下为雨；雨出地气，云出天气。"自然界气机升降变化是天气下降，地气上升的，而在人身，《黄帝外经》也说："呼出心也肺也，从天而言之也。吸入肾也肝也，从地气而言之也。"而天地之气，阴升阳降，毫无障碍。倘若是天之气不降，则地之气不升；地之气不升，则天之气不降。如此则天地舛变，阴阳间隔，祸害由生。在人若无出入升降之呼吸活动，"出入废则神机化灭，升降息则气立孤危"，则是一刻也不能存活。

三、呼吸运动对真气的影响

呼吸是一种机械式运动。当吸气时，胸胁向外向上，横膈膜下降，这时胸腔扩大，腹腔相对缩小，小腹受压。胸腔和腹腔这种机械式的张缩运动，也就把内在真气鼓荡、流动起来。足三阴经的真气，是随着吸气运动而上行的。譬如肾经真气在吸气时，沿足少阴肾经上行入腹（丹田）与冲脉合并，夹脐上行至胸，注入心包经与心气交，即所谓"肾水上潮以济心火"。同时，肝经真气上行注入肺经，脾经真气上行注入心经，即所谓"肝脾之气宜升"。手三阳经真气，也是在吸气的同时，上行布于头面，与足三阳经衔接，所以有"三阳荣于面"的说法。

当呼气时，两胁向内向下合，横膈膜上升，胸腔缩小，腹腔相对扩大，因而胸腔真气受到压力，即沿任脉下行入小腹（丹田），形成"心肾相交，以补命火"。这是真气运行法的一个重要作用环节。同时手三阴经真气，由胸趋向手指，与手三阳经相接；足三阳经真气，由头走足，与足三阴经相接，构成了经气的大循环。

真气运行法练到一定程度，督脉通畅后，则是一呼真气沿任脉下入丹田，一吸由督脉上至百会，为一小循环。真气运行法最主要的是要达到任督沟通这一目的。

四、调整呼吸

呼吸运动是真气运行的动力。练习真气运行法，必须从调整呼吸入手。本来生理性的自然呼吸，无须人为调整，就能保证正常的生理活动，维持生命。出生后，由于后天的生活形式代替了先天的生活形式，再加上成年后，种种损失及失调，以至真气不足，经络不畅，呈现未老先衰，疾病缠身。因此，必须用调息法，培养真气，贯通经络，恢复先天的生理机能。

人在未出生之前，虽然具备了呼吸的本能，然而出生以后，还须大自然赐给生命（能量）。譬如初生时第一次呼吸，是靠大气的压力将空气送入肺中的，本来静止的肺，忽然被大气冲开，它以应激的生理活动将气排出，催动了声带，哇的一声，唤醒了体内沉睡着的一切生理活动，后天生命开始了。人的一生，从第一次呼气到最后不能呼气为止，呼吸都是由大气压与肺内压的协调作用，保持有节律的活动。基于肺内压负于大气压的这个原理，吸气是很自然的。为了达到真气运行的一切要求，在调息上必须注意呼气。注意呼气是为了多排出一些浊气，肺内空虚，肺内压降低，便于大气的输入，有利于吐故纳新，很好地进行气体交换，这仍然是自然呼吸。这是外呼吸的情况。更重要的还是呼吸运动推动内呼吸，使真气循经运行，对人体生理起到全面的调节作用。长期注意呼气运动的训练，则可顺承自然规律而巧夺天工，是夺天地之正气的不二法门。只要加强呼气的生理活动，便可一步步达到心火下降，振奋脾阳，吸收能源，化生能量，在下丹田培养真气，积气冲关，还精补脑，返璞归真，返还先天生理机制，即古人称谓的"金丹大道"。

有关呼气对生理的影响，我们以为主要有以下几个方面。

1. 排出肺中浊气，降低肺内压，为接收新鲜空气做好准备，对祛除痰涎有良效。注意了呼气，吸气自然深长、细匀，而减少呼吸次数，有利于本脏病灶的康复。

2. 副交感神经兴奋，相应制约交感神经，以缓解长期由紧张带来的不适症状，并可使练功者放松入静。由于血管舒张活动良好，有降血压及止痛的作用，对各种心脏病都有很好的疗效。

3. 推动心气缘任脉下入中丹田，振奋脾阳，即火生土，使消化系统功能增强。再入下丹田，则心肾相交，以补命门之火，增强肾脏的生理功能。

4. 手三阴真气由胸走手，足三阳真气由头走足，方向是向外向下，促使真气运行周身，发挥温分肉、卫外免疫的作用。

5. 全身毛窍开张，起散温行水的作用。

调整呼吸，培养真气，主要是把真气送入丹田。基于呼气时真气沿任脉下入丹田的自然生理，这就给调息指出了正确方向。因此，调息时只注意呼气，便可以如期达到气沉丹田的目的。至于吸气时，便可听其自然，无须注意。由于大气压与肺内压力的关系，呼出多少浊气，就会进入多少新鲜空气。这样就是顺乎生理的自然呼吸调息法，也就是真气运行法特定的调息法。

有人主张深吸气，为了气沉丹田努力吸气，这样做是违背生理的。因为空气只限于肺中，不可能吸入丹田，虽然在深吸气时小腹也感觉有些活动，那只不过是横膈膜下降的一种压迫感觉而已。前面所讲吸气时小腹受压真气上行布于胸中，若只注意吸气，胸中必然积气，以致胸闷气短。不懂这个道理的人，强调意识指导控制吸气下入丹田（有的还闭一会儿气），就适得其反，行持不久，必感憋气。压力越大，反压力也越大，丹田被压抑得使真气上冲，会引起头昏。以上便是不合理的调息法带来的后果。这种吸气闭气方法的自然锻炼，不要强化气沉丹田的意念，只给肠胃增加一些蠕动，也还是有益的活动。若想培养真气贯通督脉，那是难以做到的，并且还会出现很多毛病。故虽一呼一吸，效用各异，可不慎欤！

五、丹田的部位及命名

丹田与经络一样，只存在于生命体。从来养生家都很重视丹田，把练功的希望寄托在丹田。丹田在人体生命活动中起到很大的作用，古代养生家把丹田称为"命蒂"，可见对于生命的重要。武术家说："练成丹田混元气，走遍天下无人敌。"歌唱家认为：歌唱能用丹田气，声言洪亮力不疲。因此人们渴求对丹田的了解，也有人故神其说。其实丹田并不神秘，《难经》注云："脐下肾间动气者，丹田也。丹田，性命之本，道士思神，比丘坐禅，皆聚真气于脐下，良由此也。"但是，对丹田的部位及含义说法不一，使学习者莫衷一是。很多有志学习的人，因为找不到丹田的所在，练功不能进步，也就浅尝辄止了，故有必要做一些交代。

根据医家的观点，丹田在人体脐下三寸。《中国医学大辞典》："人身脐下三寸曰丹田，为男子之精室，女子胞宫所在地，可为修炼内丹之地。"一般说丹田，都指脐下三寸处而言。但是不像针穴那样具体。我们理解为小腹正中这一范围就可以了。由于功夫深浅不同，丹田反映的面积和力量也不一样，规定太具体反而给练功者增加不必要的意念。

道家文献中有三丹田之说。《金丹问答》："脑为上田，心为中田，气海为下田。"《钟吕传道集》："丹田有三，上田神舍，中田气府，下田精区。"上丹田在头顶百会穴（有说在眉心的）；下丹田即脐下三寸处（有说脐内一寸三分，有说脐下二寸，有说脐下一寸半，有说在会阴）。总的来说，以上这些部位都是真气集中而活泼的部位。

古时把药中提炼出的精华，叫做"丹"，对治病健身疗效显著，称为仙丹妙药。真气系人体化生的生命能量，能祛病延年。丹田是真气汇集的所在地，故而得名。

六、丹田的作用

一般说丹田，当指下丹田，位于脐下三寸，指的是膀胱之后，直肠之前一个夹室。有气则开，无气则合，为任、督、冲三脉所起之处，十二经脉汇集之所，为经络之枢纽，经气的汇海，亦称下丹田为气海（非指气海穴）。

丹田为男子藏精之所，女子受胎之处。人在此处获得生命，发育成长，所以也叫"生门"、"命门"。丹田真气充实饱满之后，即经会阴、尾闾上至第二腰椎处，活泼有力，《难经》把这个力量称为"肾间动气"，继续沿督脉上行以还精补脑。

真气运行五步功法的第一步功"呼气注意心窝部"，就是首先在中丹田集聚真气。第二步功"意息相随丹田趋"，将集聚之气下沉丹田。第三步功"调息凝神守丹田"，当指下丹田，真气在这里集聚，为下一步贯通督脉打好基础。第四步功"通督勿忘复勿助"，即以下丹田之气，进入尾闾，经命门，过夹脊，透玉枕而通周天。第五步功"元神蓄力育生机"，在上丹田培养元神的本能，对全身发挥其调节管制作用，进一步接近自然，彻悟玄机。

三个丹田位于人体的三个重要部位，具有各自的生理作用。如，中丹田摄取能源，化生能量，以养后天；下丹田培养真气，积气冲关，而固先天；上丹田开发智慧，保全性命，融通混元。练功阶段不同，效用各异，根据生理的需要，可以灵活掌握，有所侧重。不过在下丹田培养真气，应是长期任务，初学者慎勿求彼而忘此。

人体生理井然有序，修炼过程岂能混淆，众说纷纭，实不真知。《内经图》的久隐复现，对人体之前三田、后三关以及修炼玄机，明确示意于图像之中，与真气运行功理功法，三田、三关之部位，无一不符。真理同一，古今斯契。60余年的实践探索，为此一得而自慰，亦为有志斯道者幸！

第八章　真气运行高级功法
——真气抟聚法

真气运行五步静功，练通小周天、大周天，经过炼精化气、炼气化神、炼神还虚三个阶段，可获得防病治病、健身延年的效果。机体生理功能呈现后天返先天的变化，继续真法的锻炼，原则上是以功为法，以守为成，以静为务，向炼神还虚的高级阶段迈进，冀以达到长生久视，返璞归真的终极目的。数十年的躬亲实践，普及推广，临床观察，凡能持恒实践者，均收到良好的效果。然而学者虽多，各有其原因不能竟成，有的为解除疾苦而学练，病愈即放松练习；有的意志不坚，见异思迁，东访西问，被江湖术士骗到邪僻的迷信道路上去；有的初有小成，达到入静，练到无物无我，认为连自己都没有了，练得无所作为了，产生疑虑；还有认为五步功完了，再无法可练，更以功中的幻象出现而不能自持，追求各种现象等，因而功力不能精进。遍查各家经典，也得不到具体方法，无非是虚、空、诚、静而已。谁想做到以上的要求，的确是个难题。

笔者在数十年的修持中，常在窈兮冥兮，昏昏默默时，自然提示，元神驶气，循行如仪；静极生动，动极复静，动静相育，圣度天机；生理自运，重复规矩，归真返璞，三宝抟聚。以真气抟聚法锻炼，手势一动真气随之而动，再无杂念产生的机会。

窈冥之中，真法高级动静结合功法——真气抟聚法，在实修中相继诞生，即：混元坐、下河车搬运、上河车搬运、五行攒簇、五龙蛰法。经过多年的实践推广，取得了满意的效果。

一、混元坐——真气抟聚法之一

混元坐为最合理的高级静功，是抟聚真气、提高功力、积精全神的有效锻炼方法，易学易练，功效显著。

正身端坐，下颌微收，两手十指交叉，右手指在上，左手指在下，置于脐下丹田处；两足着地，左右交叉，右足在上，左足在下，以自然舒适为准（图 8-1）；闭口，舌抵上腭，眼半垂帘，眼观鼻、鼻观口、口观心、心观丹田；耳听呼吸，勿使闻声。

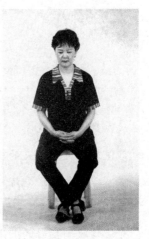

图 8-1　混元坐

时间：每日 3 次，每次 1 小时或更多一些时间。如子午时做河车搬运，前后各做 10 ～ 20 分钟（子午周天）；活子时随时可练，不拘时间；卯酉时练功，每次练 1 小时（卯酉周天）。

反应：混元坐一般是在气通任督后，十二经相继通畅，疾病好转，体质相对增强，但功力尚需精进、提高时锻炼的高级静功。由于大脑的调节管制力量不断加强，深度入静，常表现出目无所见、耳无所闻、心无所知、形神相抱的全真佳景。鼻息微微，若有若无，丹田真气活泼旺盛，一体圆融；全身毛窍随呼吸而动，与大自然息息相通。昏昏默默，物我两忘；暖洋洋似浴温泉，熏熏然如坐春风；更有祥光屡现、三花聚顶等高级境界，美不胜收。

效果：混元坐通过姿势的调配，两手两足的交叉相叠，使四肢阴阳相抱。右上左下是取阴静阳躁之理，以静制动、以柔克刚之义。意守丹田，可使心脾肾三家相会，五气朝元，真气凝聚，日益坚牢；百脉通调，遍体熏蒸，精神日长，智慧日开；精气神凝物如珠，晶莹可见。故真气抟聚法，是穷理尽性以至命的有效方法、必修方法。

《大周天歌》云：内亦交、外亦交，三关通透不需劳；尾闾流转天一水，自在河车泛百遭。奇经八脉十二经，指趾之端阴阳交，真气运行无滞碍，形神俱妙意逍遥。

附：混元桩

混元桩为立式动功锻炼方法，有采大自然之混元气，补人体真气能量之功能。其锻炼方法为：

预备式：两足并立，提顶吊裆，松肩垂肘，含胸拔背，两手自然下垂（图8-2），叩齿，舌抵上腭。

目视天空，凝神于太虚，片刻即恢复平视。两手掌向外翻转，两臂伸直，手心向上，高举过顶（图8-3），两掌向里合，掌心相向，意将天空混元气采来，为吸气过程；两掌心向下从面前（图8-4）徐徐下落至丹田，意将采来之混元气送到全身，为呼气阶段。如此反复操练50～100次。

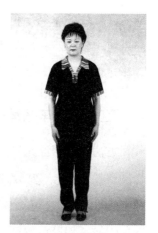

图8-2 混元桩（1）

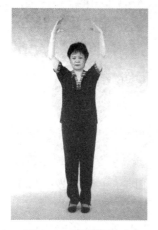

图8-3 混元桩（2）

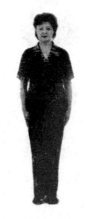

图8-4 混元桩（3）

由于深长的外呼吸运动，吐故纳新，推动真气旺盛地循经运行，对丹田真气的抟聚，效果显著。若每日清晨在花草树木丛生、自然环境优美、空气新鲜之处练功，则身心愉悦，头脑清新，妙用无穷。

真气运行法五步静功完成气通任督以后，在丹田真气不十分充足、真气运行尚不畅旺的情况下，采用真气抟聚法河车搬运的锻炼，有利于旺盛丹田真气，沿任督脉运行和十二经络的气机流畅。河车搬运锻炼，有下河车搬运和上河车搬运两种，各具专能。下河车搬运促使任脉下行，心肾相交；上河车搬运促使督脉上升，还精补脑。

二、下河车搬运——真气抟聚法之二

方法：按照混元坐的练功要领（见混元坐练功方法）安静坐下，使身心松静自然坐 10～20 分钟。两手十指稍稍松开（图 8-5），以拇指能自由旋转活动为度；两拇指互不摩擦碰撞，沿顺时针方向、内上外下地自然转动（图 8-6），转动速度快慢适宜；自然呼吸，使呼气与转动着的两指密切结合。

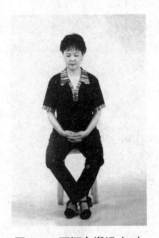 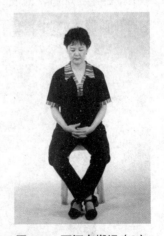

图 8-5　下河车搬运（1）　　　　图 8-6　下河车搬运（2）

时间：初学时每天练功次数和练功时间不拘，以多练为好。待锻炼纯熟，则可按时辰、周天度数要求进行，即午时锻炼（退阴符），共作 144 个呼吸（不论两拇指转动快慢如何，呼一次气算一个呼吸）。

反应：下河车搬运锻炼有素者，丹田真气逐渐饱满、充实，任脉畅达，真气源源不断地下入丹田；随着丹田真气的旺盛，或丹田开合，或丹田真气随拇指转动而转动，外呼吸随着拇指密密绵绵地转动，渐渐达到细、匀、深、长的胎息状态。练功至此，意识、呼吸一任自然，似有似无，似醒似寐于一片混沌之中，丹田真气越练越旺、越聚越密，以致丹田内似有一气丘在旋转，即古时炼养术中的"运丹"。

效果：下河车搬运意在下丹田的真气培养，利用阴阳互抱于下丹田两个拇指的活动，以减少识神意念的活动，培养元神的力量。呼气似有似无地止于两手拇指的旋转上，自然杂念不起；手指旋转前下后上，带动任脉真气下趋丹田，督脉真气上趋百会，真气在丹田充实饱满，致密度越来越高，渐致精气神的高度抟聚。正是：阳降阴升一混元，转指妙法运周天；呼则真息归根蒂，吸时精气养泥丸。

三、上河车搬运——真气抟聚法之三

方法：在混元坐基础上，呼气将完时两手分开，左手握空拳，拳心向里置于丹田（图8-7）；右手握空拳，拳尖向上、拳心向右沿身前正中上升至口鼻处（图8-8），即注意右手向外向上的运动，高与头平，距额约40厘米处，为吸气过程（图8-9）；吸气毕，右拳变掌，掌心向前弧形下落（图8-10）呼气（呼气与吸气之比为3：1），至小腹下缘握空拳，拳心向里上移置于丹田（图8-11）；同时左拳拳尖向上拳心向左沿身前正中上升至口鼻处（图8-12），即注意左手向外向上的运动，高与头平，距额约40厘米处，为吸气过程（图8-13）；吸气毕，左拳变掌，掌心向前弧形下落呼气，至小腹下缘握空拳，拳心向里上移置于丹田（图8-14）。如此两手一上一下形成一个椭圆，完成一个呼吸，以手臂运动导引呼吸。

时间：学习训练时，时间、次数不拘，待姿势、动作结合呼吸锻炼纯熟后，一个呼吸为一次，结合周天度数进行，于子时锻炼（进阳火），以216个呼吸为度。

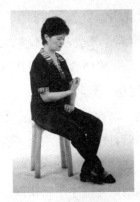
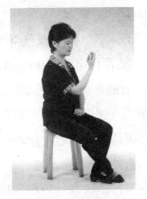
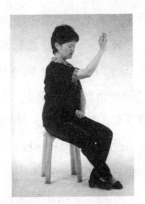

图 8-7　上河车搬运（1）　　图 8-8　上河车搬运（2）　　图 8-9　上河车搬运（3）

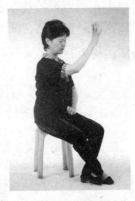
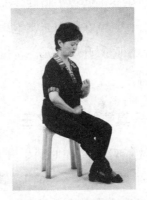
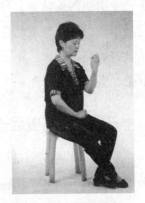

图 8-10　上河车搬运（4）　　图 8-11　上河车搬运（5）　　图 8-12　上河车搬运（6）

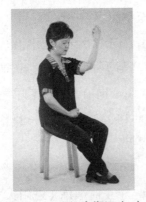
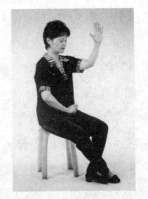

图 8-13　上河车搬运（7）　　　　图 8-14　上河车搬运（8）

反应：初练河车搬运时，小周天虽已打通，但真气并不充足，气机活动并不旺盛，只是按一个呼吸行一次上河车搬运的动作导引，或在训练中，随手臂向上升，吸气时督脉气机有向上涌动之趋势，或随下丹田真气的充实饱满程度而上达于百会。训练有素后功夫加深，丹田真气也越发旺盛，则上河车搬运一个导引动作，一个呼吸，气行任督一周天。

效果：河车搬运的设置，旨在以姿势动作导引，替代后天意识，加强下丹田真气的培养及任督真气的环流。行上河车搬运时，意识似守非守、若存若亡于丹田或后背督脉的气动状态，随手臂的上升，使胸腔扩大，呈自然吸气；手臂划弧下落，使胸腔缩小，压缩肺泡呈自然呼气，如此非意识主宰，完全依靠动作导引形成的自然呼吸，推动真气沿任督运行，更为自然畅达。正是：举手为吸落为呼，吸一呼三合入出；息息周天通百脉，招来一颗夜明珠。

上、下河车搬运是在真法五步静功的基础上，百想无存，万虑皆消，仅凭姿势、动作导引进一步充实、旺盛丹田真气，并借助呼吸运动促使真气的任督运行。该法应用得宜，对提高练功境界有很高的实用价值。

功法应用，可结合一日四正时子、午、卯、酉进阳火、退阴符、沐浴的周天法度。上、下河车搬运旨在促进任督子午周天运行。古人所谓子时进阳火、午时退阴符，具体应用则是午时锻炼下河车搬运，子时当练上河车搬运。古人所谓的"卯酉周天"，则是指大周天十二经络、奇经八脉的整体周天行气，真气抟聚法中的混元坐"沐浴"有助于大周天真气氤氲全身，故混元坐当在卯酉时修炼。

在实践中，可按子午卯酉时辰练习，亦可每一次练功中将混元坐、上下河车搬运结合进行。具体安排是：练功开始，以混元坐收视返听，平心静气，渐入练功状态，10～20分钟后先行下河车搬运，以一呼一吸为一息（一次）计，搬运144个呼吸，以应"退阴符"的周天度数。下河车搬运完成后，再行上河车搬运，共216个呼吸，以应"进阳火"的周天度数。如此结合，共计360个呼吸，暗合周天360度之数，对提高练功功力和修持境界有很好的功效。

四、五行攒簇——真气抟聚法之四

天地生成木、火、土、金、水五行属性，维持自然界的生生不息、生态平衡。人秉天地之气生，五脏六腑的功能活动，自然以五行攒簇为和谐。五行攒簇功法以中医五行学说为指导，运用五行生克制化的机理，通过姿势动作的导引，结合呼吸运动，促使五脏相互制约、相互助长，以致协调旺盛。五行相生的规律为：土生金、金生水、水生木、木生火、火生土；生中有克，克中有生。五脏取穴是：脾胃在中脘，肺在中府，肾在关元，肝在期门，心在膻中。其炼养方法及姿势、动作导引步骤如下。

方法：瞑目静坐，下颌微收，松肩垂肘，以放松全身；闭口，舌抵上腭，意守丹田；自然呼吸，注意呼气。

第一步：两手食、中二指伸直，无名指、小指自然弯曲，拇指掐于中指第二节横纹处成剑诀，指尖点于心窝部巨阙穴处（图8-15），呼气；变两手食指掐拇指第二节横纹处，默念"土生金"，两手自心窝部巨阙穴弧形上提，同时吸气至中府穴（锁骨外1/3处下一寸）（图8-16）。两手移动线路见图示，下同。

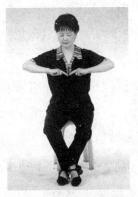 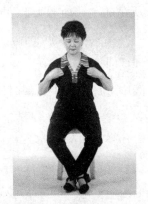

图8-15　第一步（1）　　　　图8-16　第一步（2）

第二步：接着呼气开始，即变拇指掐食指第三节横纹处，默念"金生水"，两手同时自中府穴划弧线（图8-17），经膻中、巨阙穴下移至脐下三寸关元穴（图8-18）。

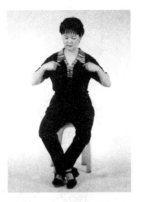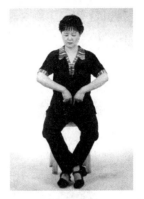

图8-17　第二步（1）　　　　　图8-18　第二步（2）

第三步：第二个呼吸开始时，位于关元穴处的两手变拇指掐无名指第一节横纹处，掌心向上（图8-19），默念"水生木"，两手自关元穴向小腹两侧划弧上提（图8-20），同时吸气，至第九肋骨端与乳中线交界处期门穴（图8-21）。

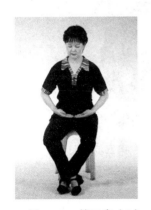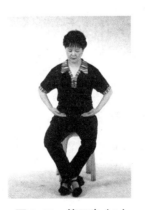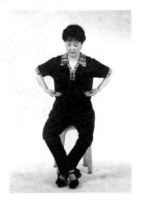

图8-19　第三步（1）　　　图8-20　第三步（2）　　　图8-21　第三步（3）

第四步： 再呼气时，两手变拇指掐中指第二横纹处呈剑诀，默念"木生火"，自期门向上经乳中（图8–22），横向两乳正中之膻中穴（图8–23）。

第五步： 第三个呼吸开始时，吸气手势不变，两手在膻中穴原位置上翻掌，手心朝里（图8–24）；呼气时，默念"火生土"，两手同时自膻中穴直线下移至心窝部巨阙穴（图8–25）。

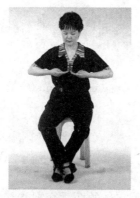

图8–22　第四步（1）

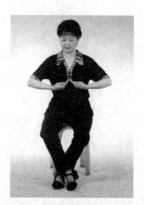

图8–23　第四步（2）

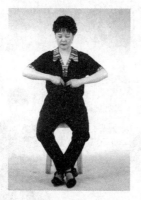

图8–24　第五步（1）

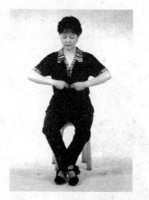

图8–25　第五步（2）

如此三个呼吸为一次，五次为一节，反复操练。

时间： 每日练功两次，每次操练十节共五十次150个呼吸为宜；若与抟聚法的其他功法结合锻炼，于卯酉时，先练五行攒簇，后练混元坐。

反应：训练有素者，随着默念五行相生口诀和动作导引，体内气机活动感觉明显。如第二步"金生水"，呼气时，随两手势自上而下移动，真气即沿任脉下趋丹田；默念"水生木"，吸气时随两手势自下而上移动，足三阳经真气即随之自足上行走腹。反复操练，五脏生机旺盛，真气运行活泼，遍体舒泰，无限生机。

效果：中医阴阳五行学说认为，五脏生理功能活动的相互关系，恰如五行之生克制化，互相制约，互相依存，达到阴平阳秘，避免亢而为害。五行攒簇修炼促使五脏相生、相克的机理进一步发挥，有利于脏腑功能的旺盛和谐。故训练有素者，真气运行活跃，脏腑功能得以旺盛。张伯端《金丹四百字》曰："以东魂之木，西魄之金，南神之火，北精之水，中意之土，是为攒簇五行。"意为攒集、簇合五脏之精、神、魂、魄、意相互为用，以达到精气神合一的目的。"天地有五，以生万物"，根据《河图》数理，金四水一，金水相生为一五；木三火二，木火交融为一五，天五生土，中土自家仍是一五。精气神三五抟聚合一，则不仅可使形体不敝，精神不散，而且可以孕育出新的生命信息。故《悟真篇》云："三五一都三个字，古今明者实然稀；东三南二同成五，北一西方四共之；戊己自成生数五，三家相会结婴儿；婴儿是一含真气，十月胎圆入圣基。"

五、五龙蛰法——真气抟聚法之五

五龙蛰法原名华山睡功，取其作为真气运行法抟聚真气的高级卧功，功效显著。

方法：松衣宽带，右侧着床，右手呈剑诀置于枕上右额发际处，作抱头势，左手掐子诀置于脐下丹田；右腿在下微曲，左腿自然屈曲，叠放在右腿之上，两腿膝、踝关节错开，避免骨头突出部位触压。卧如弓形，整个体态及四肢形象如五条卧龙（图 8-26），故名。趾微抓，全身放松舒适；闭目合口，舌抵上腭，眼对鼻，鼻对脐，内视丹田，自然呼吸，默默行持。

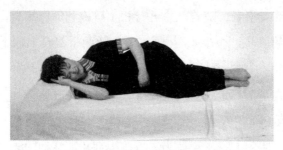

图 8-26　五龙蛰法

时间：五龙蛰法作为一般卧功，随时可练，在练功至高级阶段作为抟聚真气的方法，可在子午时河车搬运后进行锻炼，时间不限，练毕即可入睡。

反应：五龙蛰法从表相看，是一个全身松柔、受压面极少的弓形卧式，毫无僵滞呆板、阻碍气机之弊，应为休养生息的最佳姿势。然而松中有紧，如右手剑诀以稳头，可使心脑相照，上玄灵明；左手子诀掩生门，真气抟聚有力，丹田充实，任督脉流畅。足三阳经随之上行，肝脾二经，一补心阴，一益心阳，尤其会阴（阴跷脉）跳动，足少阴肾经前合冲脉夹脐上行，合心包以济心阳，后升进入督脉而还精补脑。因此丹田饱满，命门肾间动气活跃，腰背温暖，遍体舒适，神机焕发。

效果：此功练法方便，人人可行，功效因人而异。年老体弱的患者，可作为真气运行法的卧式练功法，既可静卧养神，又能强身健体，防病治病；年轻人习练此法，宁心养神，可以防治失眠、多梦、遗精等。实践证明，练五龙蛰法，体内真气活泼，涌泉穴真气源源不断趋向丹田，腰背舒适，心息相依，进入虚静的佳境，确为抟聚真气的有效手段。

希夷修真隐华山，抟气致柔炼金丹；龙蛰冬眠添寿算，东方睡仙美名传。

结语　真气抟聚论

真法高级功夫的修炼强调以功为法，以守为成，以静为务，目的是不断使静定的功夫深入，直指上乘。真气抟聚法也正是为使修炼者更好达到静定的目的。

首先是上、下河车搬运。河车搬运是《内经图》里"阴阳玄踏车"的具体练法，为使任督环流而设，如医之"任督环流"，道之"周天搬运"，儒之"一以贯之"，释之"法轮常转"，皆一义也。下河车搬运，抱于丹田的两手拇指前下后上的转动，与呼气密切结合，因此任脉之真气下行有力，在丹田积聚，才有力量沿督脉上行。真法五步静功的第一、二步，呼气注意心窝部、意息相随丹田趋是培养真气，下沉丹田，那是入手时锻炼的方法，多用意念与呼吸运动配合。现在是提高功力的方法，就不再用不稳定的意念支配练功，只是用手势、动作导引真气下行，功效更优于前者。上河车搬运则是以吸气运动引肾气缘督脉上行的机制，加强任督真气运行的力量，因势利导运周天。只用姿势、动作，不用意念，姿势要标准，动作要到位，功效才明显，这是河车搬运锻炼的关键。抱神以静，虚无行气，真气旺盛，任督畅行，各种疾病也就在充足的真气运行作用下，渐次化解。

河车搬运能促进任督真气畅旺运行，五行攒簇更进一步协调脏腑的正常生理活动。五行攒簇运用五行生克理论，同样是采用手势、动作来加强五脏的生理功能，促使人体精、气、神的抟聚。有关天地生成数、五行应五脏、河图三五归一等理论都在练功中自然体现。其中金水相生，木火交融，"三家相会结婴儿"，正是达到精、气、神抟聚高级功夫境界的重要手段。

五龙蛰法是华山"睡仙"陈抟的首创。陈抟，字希夷。希夷者，听而不闻，视而不见之谓也。卧功时形体如五条龙似的团聚着，形神相抱，真气自然抟聚。

混元坐既是抟聚法始行功法，又是终极修法，是抟聚真气的有效功法。混元坐实为炼丹术中的沐浴过程。古人谓"不行沐浴不结丹"，丹即精气神的抟聚。"丹灶河车休矻矻，鹤胎龟息自绵绵"，真气抟聚必是在静定之中完成。故张伯端说："恍惚杳冥，定之象也。唯定可以炼丹，不定而阳不生，不定而丹不结。"

真气抟聚是在真气运行的基础上的提高，两者结合，更易成功，是《黄帝内经》"全真导气"和"积精全神"的具体修炼。医学为了防病治病，养生旨在健康长寿。仅治病，对于长寿、尽终其天年还有距离。如何才能达到健康长寿？黄帝便向崆峒山得道隐士广成子问道，广成子曰："至道之精，窈窈冥冥；至道之极，昏昏默默；无视无听，抱神以静，形将自正。必静必清，毋劳汝形，毋摇汝精，无思虑营营，乃可以长生。目无所见，耳无所闻，心无所知，汝神将守汝形，形乃长生。慎汝内，闭汝外，多知为败，我为汝遂于大明之上矣，至彼至阳之原也；为汝入于窈冥之门矣，至彼至阴之原也。天地有官，阴阳有藏；慎守汝身，物将自壮。我其守一，以处其和，故身可不老也。"黄帝实践有得寿一百余，始假岐伯天师之阐述而示世人。老子以身证天、以天验人说："道之为物，唯恍唯惚。惚兮恍兮，其中有象；恍兮惚兮，其中有物；窈兮冥兮，其中有精，其精甚真，其中有信。"这个恍惚窈冥，为修真之大要。于静定之时，神气抟聚，昏昏默默，自亦不知其所之，正是性命返还于无极之天也。是故，上古之真人、至人，能淳德全道，积精全神，"提挈天地，把握阴阳，呼吸精气，独立守神，肌肉若一，故能寿敝天地，无有终时"；"游行天地之间，视听八达之外，此盖益其寿命而强者也"。

附：捻指通经

捻指通经源自少林拈花功，经整理作为真气运行的辅助功法。该方法简单易行，操作方便，用时不拘长短，有显著的保健作用，实为"治未病"的具体而有效的方法。

人体十二经络是联系内外上下，沟通五脏六腑，运行真气的通路。身体健康的前提是真气充足，并使真气在经络中顺畅地运行。任何经络的碍滞都会导致身体的不适或疾病，给健康和长寿带来不良的影响。

捻指通经是按一定的顺序捻摩手指，通过对经络起止端部穴位的刺激，以激发、调动气机活动，促进真气在十二经脉顺畅地运行，使全身十二经脉更加通畅，以达到强身健体、防病治病、养生长寿的目的。

在捻转时觉得经络中有真气运行的感通现象，再换下一个指端的捻转。当十二经脉全做完后，再用拇指捻转其他四个指端前缘，全身会有一种麻酥的感觉，无论捻哪一条经络，都离不开手太阴肺经。

具体操作如下：

1. 练习姿势　平坐式或者混元坐。双目垂帘，两手自然置于两腿上（或自然放置于椅子两边的扶手上），腰须直，勿用力。全身放松，下颌微微内收，口唇闭合，牙齿微扣，舌抵上腭。

2. 调息方法　鼻呼鼻吸，自然呼吸，注意呼气，吸气任其自然。

3. 时间要求　不拘长短，有空即可练习，感觉疲劳时稍事休息后继续练习。

4. 练习步骤

第一步：以拇指捻摩食指端商阳穴（右手顺时针方向，左手逆时针方向），不快不慢，捻速适中，自然而然。

随着手指不停地捻转，真气从手阳明大肠经的首穴——食指的商阳穴开始，由手走头，沿着手阳明大肠经上行转到足阳明胃经，再沿着足阳明胃经由头走足转到足太阴脾经，经足太阴脾经由足走胸。

效果：由于真气沿着手阳明大肠经、足阳明胃经、足太阴脾经顺序运行，对于咳嗽气喘、伤风、大便异常、便秘、消化不良、胃脘痛、腹胀、身重无力等病症有明显的改善。

第二步：以拇指捻摩小指端螺纹面前缘，方向、速度如前。

真气由少冲穴沿着手少阳心经上行，由少泽穴起沿着手太阳小肠经上行至足太阳膀胱经。由足太阳膀胱经下行转到足少阴肾经，由足少阴肾经上行至胸而散。

效果：真气沿着手少阴心经、手太阳小肠经、足太阳膀胱经、足少阴肾经循行，对于心痛、咽干、口渴、胁痛、手足心发热、小腹痛、小便不通、遗尿、目痛、鼻塞、头痛、腰痛、痿弱无力等病症有明显疗效。

第三步：真气沿着足少阴肾经上行至胸而散之后，改由拇指捻摩中指和无名指端螺纹面前缘。

真气沿着手厥阴心包经由胸走手行至中冲穴，再转到关冲穴沿手少阳三焦经至胸前与足少阳胆经衔接，沿胆经下行至足第四趾末端足窍阴。由足窍阴转到大敦穴，沿足厥阴肝经上行至期门穴与手太阴肺经衔接。

效果：真气沿着手厥阴心包经、手少阳三焦经、足少阳胆经、足厥阴肝经循行，对于心痛、胸闷、心悸心烦、腹胀、水肿、耳鸣、口苦、目眩、胸满等病症有明显疗效。

至此，真气沿着十二经脉完成了一个循环。

5. 收功　两手互搓，浴面数遍后起坐。

第九章 《黄帝内经》养生修真秘旨
——《内经图》释义

《内经图》又名延寿仙图，为人体侧身剖面图。内容包括了阴阳、五行、太极、八卦、前三田、后三关等，形象地表达了脏腑经络的功能活动，以及互相制约、互相依存的制化关系，突出体现了养生修真金丹大道的修炼过程及后天返先天的规律。历代各家各派，如医、道、儒、释都是根据先天生后天、后天养先天，人天相应的自然法则，注重培养真气、沟通任督、修性固命、返璞归真的。《内经图》提示了这些环节的关键至理。

一、题解

《内经图》来历不详。图跋云："此图向无传本，缘丹道广大精微，钝根人无从领取，是以罕传于世。"顾名思义，既名《内经图》，当与《内经》有关。但现存《内经》版本，均无此图。唯王冰注《内经》，在序中提出"全真导气"的重要性，并说："虽复年移代革，而授学犹存，惧非其人，时有所隐，故第七一卷，师氏藏之。"据此认为，可能是《素问》第七卷中运行真气、积精全神的图示（图9-1）。

《黄帝内经》始于诸子蜂起的战国时期，历经汉唐才整理成书，在漫长的岁月里，经过多少历史变革，战乱焚烧，转相传失；凡修真炼丹重要部分，更有匪人勿传之诫，故罕传于世。代远年迁，医家则不知有此图，更无由研究人体生命活动之奥蕴。在振兴中医，提倡养生健身的高潮中，《内经图》应运出现，为研究人体生命奥秘，提供了有利条件，解决了长期以来众说不一的争论问题。故余不揣卑陋，试将图像作一粗浅解释，以为引玉之作。

二、生化之源

升法之源：人身一小宇宙，与大自然息息相关，人体生命活动依赖于精、气、神的相互转化资生。要保持精气神的不衰，则需吸天阳以养气，饮地阴以养血。摄取能源，化生能量，以后天补充先天，维持正常的生理活动，故指咽喉为升法之源。

气疾：指喉头气管，呼吸往来不停，以摄取氧气，排出二氧化碳。

飧咽：指饮食由喉头下咽，以供消化，吸收营养。

甘泉冷峰宫：甘泉喻饮食入胃，以化生津液，滋润脏腑器官。古有"红莲里面流舍利，白玉旁边有甘泉"之句。"冷峰"喻空气由气管入肺，以行气体交换。肺为娇脏，喜凉恶热。"宫"指肺和胃，包括气管、食道。

三、修真秘要

十二楼台藏秘诀："十二楼台"，指胸腔而言。盖胸腔左右各有十二条肋骨，附着于胸骨，下有横膈膜布护，构成胸腔，内有心肺两脏，又曰十二重楼。肺主呼吸以行气体交换，心主运血以输送营养，这是生理学所详知的。所谓"秘诀"非指一般生理活动而言，实即真气运行法所讲的，呼吸运动对真气的影响。如呼气时心火下降，以补命火；吸气时肾水上潮，以济心阳，形成水火既济。古丹道家，常将这种生理活动情况，喻为坎离、铅汞、夫妻、龙虎、婴儿、姹女等；将肺（金）脾（土）喻为金公、黄婆，意思是说他们对心肾相交起到媒合、推动作用。这些由呼吸运动而引起的内在功能活动，才是人们养生保健的真正秘诀。

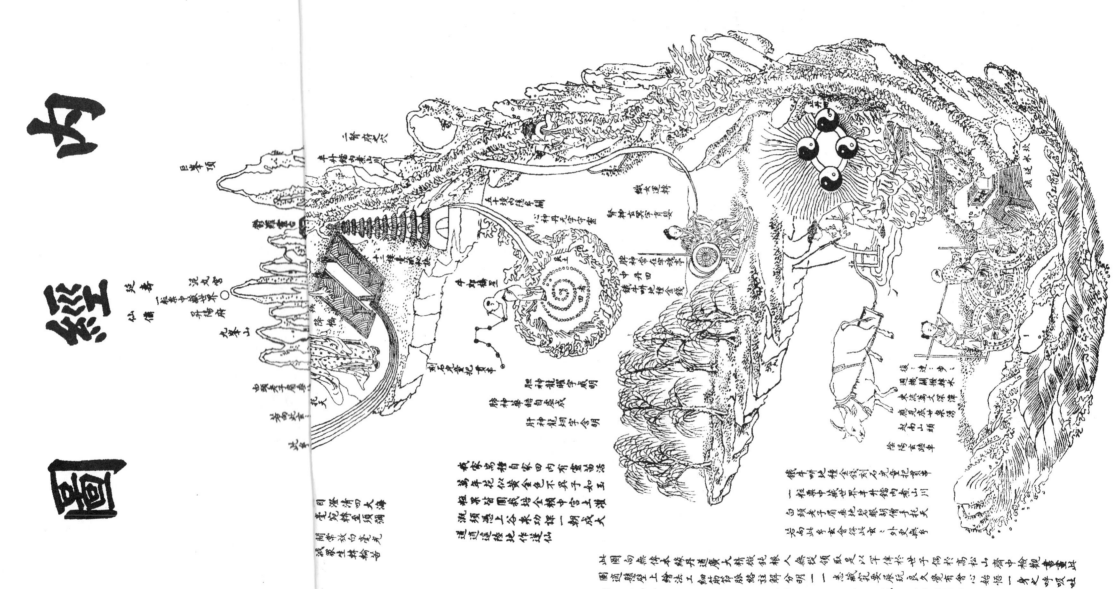

图 9-1 内经图

五十境内隐玄关：五与十这两个数字的演变，可以说明人体生命活动的迹象、质与量的变化。数，是由于自然法则的演变而产生的。混沌初开，由无极而太极，是生两仪，阴阳始分，天地始判。人为万物之灵，秉天地之气以生，合称三才。《老子》说："道生一，一生二，二生三，三生万物。"盖一为数之始，十为数之终。数之可十，推之可百，数之可千，推之可万，复归于一。不论数字多大，总以十为基数。道被万物而不自知，宇宙万物莫不在道的孕育下，按照自己的规律而生长壮老已，生长化收藏，谁都离不开数。

十数，为天地生成之数：天轻清无形为阳，其数1、3、5、7、9，奇数为阳；地重浊有形为阴，其数2、4、6、8、10，偶数为阴。孤阴不生，孤阳不长，必以阴阳和合，才是活泼泼的一派生机。

《河图》说明东三奇数为阳，属木应肝；南二偶数为阴，属火应心。木能生火，阴阳配合，其数为五。北一奇数为阳，属水应肾；西四偶数为阴，属金应肺。金生水阴阳配合，数亦为五。中央戊己土，属脾胃自成数五。三五一十五，去十仍归一五，号曰"三五归一"。万物都从土中生，是故五行皆有土的成分（图9-2）。所谓三五归一即《悟真篇》"三家相会结婴儿"。心肾脾三家相会，结婴儿即产生真气。五脏精微同归丹田，五气朝元，亦为真气运行法培养真气的手段和目的，古称结丹。

《洛书》说明天地阴阳数理变化规律。以阳数相乘，如一三得三，三三得九，三九二十七，去二十余七，故知天气为右转。以阴数相乘，二二得四，二四得八，二八一十六，去十余六，故知地气为左旋（图9-2）。人身小宇宙，与大自然运行规律相同。如脏腑经络气血的生理活动，也都是阳右旋而阴左转，日夜运行五十度，以复阴阳互根之妙。五与十在人体生命活动中，隐藏的玄机奥妙无穷。

中丹田：由十二楼台下面，发出火焰形成一环，包围着环曲褶皱的示线名曰"艮土"（脾在八卦属艮，在五行属土），是描绘胃肠黏膜的形状。图示表明心火下降，振奋脾阳，增强脾胃功能，吸收能源，化生能量，阐明五行火生土的含义。艮土示线下面，有"者田"二字，者是这的意思，是更郑重地指明这个田就是中丹田。过去很多练功者，不识古义，对中丹田妄自揣测，以讹传讹，宜遵《内经图》之旨（位置详真气运行法之心窝部）。真气运行法第一步功，呼气注意心窝部，心窝部发热，从实践中更真实地说明这个问题。

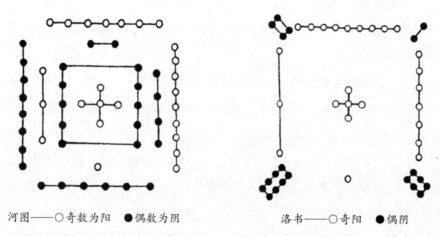

河图——○奇数为阳 ●偶数为阴　　　　洛书——○奇阳 ●偶阴

图 9-2　河图与洛书

铁牛耕地种金钱：大肠在五行属金，配天干为庚金，庚者耕之音，耕者持鞭策牛，喻为大肠之生理功能（中医言脾，即指肠胃消化吸收的生理功能）。金钱乃国家之通宝，用以维持国计民生。精气神为人身三宝，互相转化资生，为人体生命之本。古人常以身喻国，以国喻身，以其治理有方也。在腹部绘耕牛图，授意人们培养中丹田，使脾胃功能增强，吸收五谷之精微，化生为人身三宝，以维持生命活动，故名种金钱。

牛郎桥星：持一串金钱上通于肺（五行属金），意即脾胃将吸收的营养，上输于肺，即《内经》"脾气散津，淫精于肺（土生金）"的生理活动过程。

刻石儿童把贯串：刻石犹言石刻工艺，刻石的工具必然是金属的。肺在五行属金，使用工具者为儿童，言其天真、纯洁、娇柔，比喻肺为娇脏；配天干属辛金，其色白，为刻石的动力。肺在五脏之上，称为华盖，与天气相接，以行呼吸。真气运行法是利用呼吸运动，推动真气贯通任督脉，一呼一吸周天运转，犹如古铜钱被串钱绳将一千文铜钱串成一贯的形状，故名。

一粒粟中藏世界：丹道家以下丹田（正丹田）为采药、炼丹之处，凝神调息使五脏精英同归丹田，文武火候炼成一粒金丹，冲开后三关（尾闾、夹脊、玉枕），上泥丸宫，透顶门而出，灵动活泼，佛家称："光跃大千世界"。此丹收之丹田则如粟米之光，至小无内；放之则无所不包，至大无外。

半升铛内煮山川：图内小腹深处，炉火熊熊，烹炼铛中之水，呈现出四个太极图，光芒四射，名曰正丹田，即通常所指之下丹田。四个太极图距离相等，故又称为"寸田"。丹田虽小，内含元阴元阳之气。阴阳和合，复生四象，为肾间动气，借三焦之道，推动五脏六腑、四肢百骸的生理活动。丹道家则曰采药炼丹，文武火候，以成九转，周天搬运。山川者比喻全身之大，如图中之九峰山。故云半升铛内煮山川。

白头老子眉垂地，碧眼胡僧手托天：老子乃道家之祖，位居最高；眉垂地者，示意闭目内视，气沉丹田，行自然之大道。碧眼胡僧指佛家而言，印度僧人在汉朝即来中国传教，不论僧道在练功时，都要求舌抵上腭，以承接由督脉而来的真气，引导由任脉下行，完成周天运转。图中名降桥，又称鹊桥。

若向此乡玄会得，此玄玄外更无乡：玄者妙也，在下丹田名下乡，在上丹田名上玄。图中玄字写法不同即此意。在这两句话中，对玄的用法，其寓意也极深奥，没有实践功夫则很难理解。

炼丹，须先向下丹田用功（固命），经过采药归壶、文武火候、积气冲关等层次，至上丹田乡相会（修性），性命双修，开发智慧。最高境界，由此产生。随着功夫的精进，三田合一，无分上下，混然一元，天衣无缝。因此说：在此玄妙之外，再无其他玄妙可言。也就是说，既已进入高级境界，就不需要再追求那些低级的方法了。佛家提出最后要破法执，道家则从有为到无为，同是此义。

阴阳玄踏车，坎水逆流：道家把任督环流，又叫河车搬运。图中男女二童，代表元阴元阳二气，亦即坎水（丹田真气）。

复复连连纱纱周，机关拨转水东流；万丈深潭应见底，甘泉涌起南山头：机关拨转水东流，实即一呼一吸，推动真气过会阴、绕尾闾，沿督脉逆运而上。督脉为阳脉之海，向东流乃向阳之义，经过夹脊关、玉真（枕）关（灵峰之穴），上达泥丸宫，升阳府（南山头），下降桥（过鹊桥），缘任脉，经中丹田至下丹田（海底），是为一周。

如此随着呼吸运动的推动力量，真气沿任督脉，绵绵密密，复复连连，自然美妙地周而复始地运动着，以达到还精补脑、延年益寿之目的。《庄子·养生主》说："缘督以为经，可以保身，可以全生，可以养亲，可以尽年"。指出这一环节在生理上的重要性。

按：纱同妙。大妙之人，含精于内，外无饰姿。

前三田、后三关的确切部位，详真气运行法。

织女运转：织女手执一线，下细上粗，袅袅上升止于半升铛内煮山川处，旁书二肾府之穴。说明元精化生元气，缘督脉上行还精补脑。

四、赞真气抟聚之妙

我家岜种自家田：岜同端。端的要在自己丹田内下工夫；妄想在身外求得灵丹妙药、服食外丹者，均告失败。身外之物，岂能益我。

内有灵苗活万年：灵苗、灵根，皆喻丹田内之真气（精气）。《悟真篇》说："精养灵根气养神，此真之外再无真"。精气为人生之本，精气本身孕育生机，而无死志；只要精气永存，生机不灭，即可长生。因此养生家以积精全神为要务。《内经·上古天真论》："有真人者，提挈天地，把握阴阳，呼吸精气，独立守神，肌肉若一，故能寿敝天地，无有终时，此其道生。"正是说明了这个问题。

花似黄金色不异：灵苗开花非常美丽，形容练功时眼前金光闪闪。眼前电掣，虚室生白，这是精气旺盛、生物电集中的表现。炼丹家称此种现象为药苗，认为采药的时机要到了。

手如玉粒果皆圆：手字为子之讹，宜读"子如玉粒果皆圆"。《悟真篇》认为，炼金丹要采用"真种子"，然后才能炼成金丹，功果圆满。形容真种子在丹田显现时，那种圆滑、柔润、晶莹可爱的样子，像玉粒一样。真气运行法用"在丹田如水涵珠"来形容，更为形象。

栽培全赖中宫土：中宫即中丹田（心窝部）。脾胃属土，万物都从土中生，为后天之本。须经脾胃摄取营养，化生真气以养身形。三五归一，化生真精。既采得真种子，还需长期培育，才能功圆果满。炼丹家最需要注意炼与养的关系，只炼不养终难成功。

灌溉须凭上谷泉：上谷泉即口中之津液。练功时舌抵上腭，舌下金津、玉液分泌旺盛，频频咽下，叫咽津，或吞津。有云："华池神水频频咽，直入丹田海底虚"；又"气是添年药，津为续命芝"。盖咽津可以帮助消化，灌溉五脏，平息五脏余热，为炼丹重要环节。

功课一朝成大道：通过凝神调息，培养真气，贯通经络，燮理阴阳，进火、退符、温养等采炼过程，由后天返先天，与大自然相通，复归于无为大道。

逍遥陆地水逢仙：功成圆满，身体轻捷，心情愉悦，大有飘然欲仙之势。智力开发，六通出现，意境所趋，山川无阻。正如《素问·上古天真论》记载："中古之时，有至人者……积精全神，游行天地之间，视听八达之外，此盖益其寿命而强者也，亦归于真人。"

以上八句诗词，指出修炼神气之要，在于中宫之土和上谷之泉。一旦功果圆满，则飘然欲仙矣。

五、藏象

五脏均以五行属相为代表，脏名后面之神字为本脏之功能。句中第三、第四字，为其活动形态的描述。自后二字，为自然的生理效应。

心神丹元自守灵：心藏神，主运血。五行属火，位南方，其色赤。图形一团火包围艮土，说明心火下降，振奋脾阳（火生土），血循环畅达，营养佳良，体肤红润，心神安泰，自然驻守灵山，神不外驰。心窝部剑突下寸半处"巨阙穴"，为心阳宣泄之处，号曰"灵山"。有曰："道在灵山莫远求，灵山只在汝心头；人人有个灵山塔，为道只在塔下修。"即守中丹田之义。

肝神龙烟自含明：肝藏魂，主谋虑，明辨是非。五行属木，位东方，其色青。号青龙，与春生之气相应，喜条达，常表现在精神状态的变化。木能生火，故自含明。

脾神常在自魂亭：脾藏意，主运化精微。五行属土，位中央，其色黄。土生万物，为后天之本，受肝木的制约，故脾胃的健康与否，与肝气的条达、抑郁关系非常密切。

肺神华皓自虚成：肺藏魄，主呼吸。五行属金，位西方，其色白。体大中空，与天气相接，决生死于顷刻，为五脏之华盖，故曰华皓，功在虚成。

肾神玄冥自育婴：肾藏志，主藏精。五行属水，位北方，其色黑。肾主五液，为先天之本，与生殖、生长、发育有密切的关系。

胆神能曜自威明：胆性刚直中正，主决断。处事明确无误，自有威仪。与肝脏相应。

按：《黄庭经·心神章第八》六纬神名，认为每一个脏腑，都由一个神来主宰，这个神有名有字。故曰："心神丹元字守灵"。这是宗教家的逻辑。《内经图》用"心神丹元自守灵"之"自"字，是根据脏腑的性能自然规律而命名，合乎《内经》研究人体生理的医学观点。故知"六纬神名"为道教人把《内经图》脏腑精神之神人格化了。因此考虑"黄庭，六纬"晚出于《内经图》，非《内经图》引自《黄庭经》。

六、补释

1. 图的头部，有三个圆形点，一靠脑后玉真上关处，意即丹丸由此处入脑；一在泥丸宫出窍；一在上腭处，练功时舌抵上腭，可以导引由任脉下行，复归于丹田。"丹"即真气。图中未标明字义，欲使人功到自悟也。

2. 头上之巨峰顶，似指"脑户"穴。郁罗灵台，指"后顶"穴。九峰山，指"前顶"穴。在练功通周天时，这三个穴位都有强烈的反应，但不是主要部位，最重要的是"泥丸宫"百会穴。

3.法藏云：绀目澄清四大海，白毫宛转至须弥。

4.慈氏云：眉间常放白毫光，能减众生轮回苦。

这两句偈语，是说佛眼（慧眼）能看穿世界，澄清是非，四大皆空。静极生动，真气缘督脉上升头顶，喻为须弥妙高。

眼前电掣，虚室生白，说明练功有了一定的造诣，可使身心健康，减少烦恼疾苦。

以上四条，主要说明练功对身心的影响，与《内经图》养生旨要没有直接联系，只引以为赞而已。

第十章　真气运行法源流与发展

医道儒释各家修持的方法千姿百态，目的都是一个，即得道。这就是所谓的三教归一、万法归宗。因此广义地讲，各家功法的基础都是静心炼意，都是如何使思绪安静下来，让真气运动起来。医家的工作对象是生命体的人，故医家功法，必定是普遍性的，有较强的概括性的功法，无关个人的信仰与地位，仅仅注重功法的防病治病、健身延年的作用。真法在表述方面尽是妇孺能懂的通俗语言，一看就懂，懂了就能自己实践。又因其紧扣人体生理，每作一步都有所得，令人产生兴趣，因而收效快，能持久。

从字面上看，真法似与用词古奥的各家大不相同，其实是有意剔除了过去那种隐晦多喻、令人难悟的字眼。各家学说谈到要紧处所谓秘而不传的几句话，都是非常简明的。一般总是包含着个别，大家总是存在着根本上的一致。下面作一比较。

一、真气运行法与《内经图》

1983 年，笔者在西安偶然购得《内经图》一轴。细细推究其修炼要旨，《内经图》给真气运行法以强有力的支持和科学的印证，证明真法的研究路子及其理论体系与《内经》完全一致，丝丝入扣。

下面将五步功法与《内经图》做一对应。

第一步　呼气注意心窝部　练功几天后，会感到每一呼气心窝部发热，这是自然呼吸推动心火下降的表现。《内经图》用以表示胸腔的"十二楼台"中出来下行的一团火，表示心火下降。这团火包围了"艮土"，脾胃即心窝部，从五行理论讲，这就是"火生土"。火圈下面注明"中丹田"字样，心窝部就是中丹田。

第二步　意息相随丹田趋　心窝部（中丹田）集中了的真气，仍借呼气运动的力量，下趋小腹（下丹田）。真气通过肠区，赋予能量，肠腔生理功能提高，消化、吸收、排泄功能增强。表现为肠鸣、矢气，饮食增加，气血旺盛，完成了"脾气散津，淫精于肺""土生金"的生理过程。《内经图》于心火圈之下写"铁牛耕地种金钱"一行字，下绘树木、草地、水田，农夫驾牛扶犁场面，绘在下丹田部位。这就告诉人们，气沉丹田好比播种，是一切收获的根本。"种金钱"即"土生金"意。

第三步　调息凝神守丹田　经过第一、二步功，任脉畅通无阻，每一呼气，自然推动心肺二脏之气入下丹田。金为水母，肺能生肾。然而，肾为先天之本，人的后天生活对肾气的消耗最大，真气进入下丹田后，需要较长期的积蓄，才能增补肾的亏损。《内经图》中部茂盛的草木表示水与木的关系。"正丹田"处熊熊火焰所提供的热能，形成了灵光四射的四个太极图，正是积蓄真气的形象描绘，也是两仪生四象的实指。

第四步　通督勿忘复勿助　通督的过程，《内经图》描述最为详细。图下部的"阴阳玄踏车"表示真气不断地集聚后通过"尾闾""夹脊""玉枕"三关，打通督脉。"三关"在图中用三座城楼表示。"玉真上关"之后，是波涛汹涌的"脑海"，再往后便是任督脉之"通途"。"白头老子眉垂地"表示垂帘入静，驶气下行而入丹田。"碧眼胡僧手托天"代表舌抵上腭，接引真气，沟通任督。任督一通，诸经随之而通畅，真气运行愈加旺盛。随着全身脏腑经气的通调，阴阳合和，五行顺理，人与自然玄机契合矣。图中"刻石儿童把贯串"，即寓此意。

第五步　元神蓄力育生机　李时珍说："脑为元神之府"，督脉既通，肾气不断灌溉脑髓，元神的力量就不断得到补充。所谓元神，就是心肾相交阴阳再合，即真气在上丹田表现出光色体，灵动活泼的"性"，这是一般人见不到的。《内经图》顶"一粒粟中藏世界"之金丹，以及周围类似山峰的图像，正是元神充沛、生机旺盛的示意。

结语　有无相生通真路　元神力量充实，调节管制力量增强，诸官听命，五脏六腑功能协调旺盛，即《素问·灵兰秘典论》所说"主明则下安"之义。每次练功时都能深度入静，静极生动，全身阴阳和谐，生机盎然。任督沟通，周天运转（河车搬运法），三五归一（五行攒簇法），使真气凝集成丹。这个丹即《易经》之本体、混元一气（先天之真气），也就是老子反复观察到的，恍恍惚惚，有物、有精、有象、有信的真实物质。他把这个物体叫做"一"，所以提出"抱元守一"。又说："了得一，万事毕"。《内经图》"此玄玄外更无爻"，《老子》主张无为，但须在有为的基础上，逐渐达到无为。无为才能合乎自然，才能入静，在静极生动的自然法则下，又产生新的事物。所以说无为无所不为，可见"有→无→有"这个自然公式，不断地运动、化生，使自身的阴阳二气，融为混元一气，再炼再养，所谓"十月怀胎、三年哺乳"，成为与道同体的真人。《内经图》则有"功课一朝成大道，逍遥陆地水逢仙"的描述。

真气运行法在多年的普及推广、科研、提高中，观察到每个人的生理反应基本一致，具有普遍性、规律性和重复性。五步功法的科学性毋庸置疑，与《内经图》对照，无一不符。

二、真气运行法与《行气玉铭》

在出土文物中，有一件《行气玉铭》，是战国初期（约在公元前400年）的东西。这一段短短的铭文虽然只有45个字，却包括了人体生命活动的全过程，和真气运行法互相印证，每个阶段的生理变化和进展情况，完全是一致的。可见真气运行在当时已成为健身养生的普遍知识。

铭文：行气——深则蓄，蓄则伸，伸则下，下则定，定则固，固则萌，萌则长，长则退，退则天；天几桩在上，地几桩在下；顺则生，逆则死。

"真法"与"行气"的意义是一致的。法是使真气运行的手段，行气的行字，也就是真气运行的方法。真气运行法第一步是呼气注意心窝部，使真气在心窝部集中便是"行气——深则蓄"。第二步将集中的真气向下延伸，呼气注意丹田，丹田发热则是"蓄则伸，伸则下"。第三步意守下丹田，真气在丹田内形成气丘，恒定存在，随着时间延长逐渐充实饱满，丹田内呈现很大的萌动力量，正是"下则定，定则固，固则萌"。第四步通督勿忘复勿助，丹田真气充实到一定的程度，经会阴、尾闾、命门向后窜动，并沿脊柱向上过夹脊、透玉枕、直达脑海，有如"萌则长，长则退，退则天"。第五步元神蓄力育生机，由于贯通督脉，肾气不断地灌溉脑髓，大脑调控力量不断增强，生机旺盛，周天运转，在头顶表现出一种光色体，有力量，有形状；下丹田也有一种力量，功夫深了，感到上丹田与下丹田像有一种磁力吸引。上丹田叫"性"，下丹田曰"命"，上下吸引就成性命双修。顺着这个规律，持之以恒，可以生生不息。违反这个生理机制，逆而行之，则是趋向早衰早死的道路，就是"天几桩在上，地几桩在下；顺则生，逆则死"。

三、真气运行法与道家

道家的始祖老子以及更远古的修道者，他们是在以身证天、以天验人的实践中体悟到、认识到"道"的存在的。《老子·十五章》所描述的"古之善为道者"的修道体验，就是后世"正道行修"的道家养生实践基础，不难看出其中与真法修炼的诸多相通处。

1. 古之善为道者，微妙玄通，深不可识　古时有学识的人，善于研究人体生命、自然界变化和人与自然相关的规律，把这个规律叫做道。这一章具体谈养生的道理。他们在实践过程中，获得的经验和知识是细致、深远而通达的，深刻到一般人所不能认识。

2. 夫唯不可识，强为之容　正因为不是一般人所能认识，为了使这个道理发扬光大，所以勉强加以描述。为什么说勉强加以形容呢？《老子》开始就说："道可道，非常道。名可名，非常名。"可见这个自然法则的道，和身体的生理变化，限于当时的条件，是不容易说清楚的。并且还说："言语道断，心行路绝。"感到越想说得清楚，越不像本来面目；越是一意追求，越无路可通。张三丰说："道从虚无生一气。"静极生动才是自然变化的规律。

3. 豫焉，若冬之涉川　人们对这个微妙玄通的道理，没有充分的认识，所以事前要谨慎啊，要像冬天赤脚过河那样小心谨慎地接触；虽然非常向往，又怕出毛病，踌躇不前，不敢毅然一试。

4. 犹兮，若畏四邻　要从事实践，就必须选择一个清静适宜的环境，避免他人的干扰。因此择地要反复考虑，要像提防邻国的围攻那样谨慎。

5. 俨兮，其若客　坐功的时候，必须端正身心排除杂念，所以表现得恭敬严肃，像面对着宾客那样认真，注意着调息的方法。

6. 敦兮，其若朴　进一步到了忘我的程度，对全身失去感觉，似无意识活动，敦厚地像未经雕刻的素材。

7. 旷兮，其若谷　坐到无物无我的境界，但觉得有那么一种空旷而界远的样子，像是一个深山幽谷。

8. 涣兮，若冰之将释　坐功到一定的程度，经络疏通气血流畅，全身关节尤其两肩和两膝部位感到流动疏脱，像春冰将融那样松利舒适。

9. 混兮，其若浊　在内呼吸旺盛时，皮肤毛窍都随呼吸而呼吸，全身里外无处不随呼吸活动，包容一切，像长江大河的混浊。并且这些活动都是一致的，就像泥沙在江河里翻滚着，虽是清楚的细小个体，但没办法分开。

10. 孰能浊以止？静之徐清　谁能在这种内呼吸旺盛的情况下，静止以待，内呼吸越加旺盛，各组织细胞气机通透良好，那种全身活动的现象慢慢地都感觉不到了，就好像浊流澄清了一样。

11. 孰能安以久？动之徐生　谁能在极度安静的情况下，持久地坐下去，丹田里的真气就会慢慢地充实增长活动起来，这就是静极生动。

12. 保此道者不欲盈　保持这个养生之道的人，他不会自满的。谦受益，满招损。

13. 夫唯不盈，故可蔽而新成　正因为他不自满，才能持之以恒，努力钻研，使丹田力量不断增长，贯通督脉，后天复返先天，由衰返壮，使衰退了的身体恢复健康。"若得不老，还精补脑"正是蔽而新成的生理机制。

四、真气运行法与内丹术

陕西周至楼观台，相传是老子讲经的地方。庙内有两方刻有《道德经》的大石碑，石碑两侧刻有传说是老子写的一副对联，文字稀奇古怪。

有人根据道家理论翻译成现代常用字，原来是这么两句话：

玉炉烧炼延年药，正道行修益寿丹。

这正是道家养生的秘旨。玉炉，指人的下丹田；烧炼，指心肾相交，水火既济。延年药，指真气及其聚集；正道行修，指正宗传统功法的修炼；益寿丹，亦指真气及其聚集的功能作用。道家养生历来认为，强身治病的最佳药物就在自己身上。内丹术的修炼突出这一养生旨要。

古往今来炼丹术为养生家所推崇，然而又是一件很难做到的事。所谓法财侣地，缺一不可。最重要的还是一颗坚定的心，甚至连死都不怕才行。就这样成功者也很少，主要是戒律太多，难于执行，又无准确的方法。东汉道家丹鼎派祖师魏伯阳，把人体生命活动（真气运行）的规律，用阴阳五行、太极八卦的理论，写成《周易参同契》一书，理论高深，方法精细，道士们奉为"万古丹经之王"。如乾坤为炉，坎离为药，文火武火，进火、退符、沐浴等层次，每日 12 个时辰，都要求按"数"进行练功。这样一来，连吃饭睡觉的时间都占用了，虽然有了一定的规矩，但很难执行。

什么是丹？过去谁也没有说得很清楚，都认为很神秘，炼丹是个高不可攀的事。我们认为"丹"就是真气的凝集。真法主要是培养真气，以呼吸运动推动心火下降，心肾相交，水火既济，使阴阳再合，产生新的生命力（真气）。结丹的机制就在于此。练真法者往往在第三步功就有得丹者，也有在通督后得丹。不尽如《丹经》所说，只是因人而异。得丹不难，保存不易，稀一不慎，就可走丹。《丹经》提出的种、采、炼、养四个环节，养是长期的，也是最重要的。真法五步功法的要求，都是依照文武火候制定的。所以虽不言炼丹，得丹却快。至于入手修炼，在后天应以炼精［即阴精（养料）、阳精（氧气）］化气、炼气化神为序；返还先天之后应以神驭气、气成精（肾气）为宗。今人不知本末，把种的根本阶段忽略了，所以无药可采。

真法第一步，呼气推动心火下降，振奋脾阳（火生土）。第二步，真气趋向丹田，通过肠区，胃肠生理功能增强，吸收营养（土生金），这一过程称为"种"。任脉既通，真气源源不断地进入丹田。第三步，意守丹田，称之为"采"（小药），即用文火亦采亦炼。真气充足，丹田内出现多种动态，有的有光团活跃，全身都有急剧变化，阳光现前有欲泄之势，即当用"吸、舔、撮、闭"四法，以敛聚之，勿令走失，这就是采大药。也有与此同时玉枕轰隆一声而通关的。

如果没有产丹先兆，只是真气充足，进入第四步而通周天的，就须以后慢慢集聚形成大药，再行采炼。据多年来在广大群众中推广真法，一二十天得丹者有之，三四十天得丹者有之，百日以及一二十年得丹者不等。这要看个人的素质以及坚持的程度如何。第五步，在尚未得丹时，静观周天运转，进火、退符、沐浴以待机；既得之后，即当止火封炉，培养其能量，不可随意支配使用，以待成熟。再进一步，即为脱胎程序了。

五、真气运行法与儒家

儒家以"十六字心法"为指导思想，即"人心唯危，道心唯微，唯精唯一，允执厥中"。就是叫人端正身心，不违大道，保存天一之精气。还具体记述了练功中每个阶段的思想变化，如"知止而后能定，定而后能静，静而后能安，安而后能虑，虑而后能得"。止者，止于丹田也。又曰"止于至善之地"。气沉丹田，则可固定，培养真气。因此丹田真气活泼有力，可使精神专注而入静，能入静就可安然久坐，静极生动，如《老子·十五章》所说"孰能安以久，动之徐生"产生的这个动力，即经会阴，过尾闾到命门，过夹脊透玉枕，上泥丸而通周天。这一过程，真法叫"通督"，会产生很多生理变化，有时还是很难受的。如果紧张、害怕，处理不当，则会出偏差。因此古人也有"防危虑险"的说法。所以说"安"以后会产生"虑"，经过"虑"这一段过程，才能得到通督后的轻松愉快，并得到常人不能见到的所谓"天命之谓性"。佛家叫"明心见性"，真法谓之"积精全神"。

六、真气运行法与易卦

《易经》为群经之首。伏羲画八卦，文王做《系辞》，孔子做《十翼》，阐述了自然界阴阳变化的规律。故《系辞上传》中说："易有太极，是生两仪，两仪生四象，四象生八卦，八卦定吉凶，吉凶生大业。"这里面的"生"字，即由阴阳演变而来的意思。《易经》以或阴或阳二元气论阐释宇宙万象，更重视阴阳未分之前，或将成为阴柔、或将成为阳刚这一变化流通的根源。这一根源主宰万物的生成发展，并非凝聚静止的阴柔，而是属于积极流通的阳刚。《系辞上传》又说："成象之谓乾，效法之谓坤。"这才是《易经》所要阐明的主旨。

人秉天地之气以生，阴阳的流通演变支配着人的生理活动。《易经》以八卦的爻象暗示天机，教人效法阴阳和合之道、数理变化之机，以度天年。真气运行法的注意呼气，就可以使人们从寿限的必然王国解放出来。

民间长期流传着一句话："人生七十古来稀"。认为这是天数，是自然规律。盖人在未生之前，由母体供给营养，以内呼吸形式发育生长。十月胎圆降生，因本身的呼吸系统、消化系统、神经系统等尚未启用，后天的生命还未开始，在易理属于纯阴坤（☷）卦。

由于大气（阳精）进入肺中，肺以应激的生理活动，将气排出时，催动了声带，哇的一声开始了外呼吸，使心火下降而补肾阳，吸气肾水上潮以济心火，这在易卦中为水火既济，在生理上叫心肾相交。通过这一次呼吸运动，启动了后天的生理活动。

十二消息卦表明了人体生理变化情况及阴阳盛衰的规律。自 1 岁起，每经32个月，肾中增一阳，至16岁，由纯阴坤（☷）卦，进而为纯阳乾（☰）卦。此时阳气盛极，心火易动，识神用事，七情六欲终日盘旋，致使肾气暗耗。不知葆真，不知持满，不时御神，恃强好胜，欲无止境，每八年生一阴。至64岁，阳气耗尽，又成为纯阴坤卦，而生机尽矣！

《素问·上古天真论》说："法于阴阳，和于数术，……度百岁乃去。"阴阳者，天地之道也。乾在上，坤在下，为先天之否（☷）卦。阴阳隔离，孤阴不生，孤阳不长，故须天气下降，地气上升，阴阳相交而成泰（☷）卦。由天阳之1、3、5、7、9，地阴之2、4、6、8、10合成水、火、木、金、土五行，以行生克制化而生长万物。

人身小天地，乾（☰）喻心，心属性为火。坤（☷）喻肾，肾属性为水。在胚胎时期，只凭先天禀赋发育生长，没有脏腑经络自身的联系，水火未济，故为先天之否（☷）卦。

出生后以外呼吸的推动力，使得心火下降，肾水上潮，心肾相交，阴升阳降，由否卦变为泰卦，为人体生命活动的关键所在。

在初生第一次呼气时，将否卦上卦之一阳爻，推向下卦之下，则变成了益（☴）卦，益之上卦为巽（☴）为风，即呼气运动的推动力；下卦为震（☳）为雷火，主动，即生命能量。在"巽风吹得乾阳降，坤阴一元来复时"的这个益卦，象征着人体长期不断的生命来源。

乾坤易位，而为后天之离（☲）、坎（☵），离即心火，坎即肾水。八八六十四卦，最后以离上坎下未济（☲）而告终。火性炎上，水性趋下，表现为阴阳离决的趋势。在此生机欲绝的时刻，用真法呼气运动，推动心火下降，将离卦上九一爻，移送坎卦之下，则将未济变为既济（☵）矣。中国民医协会真气运行研究专业委员会会徽的设计，即取此意。

如消息卦在剥（☶）卦尚有一阳未尽时，即练真法推动心火下降，而为复（☷）卦，又可开始下一轮卦爻的变化。继续采炼则由复而临（☷）、泰（☷）、大壮（☳）、夬（☱）、乾（☰）而返还。由于这一阳的变易，恢复人体再生力而得生生不息，尽终其天年。故《易》曰："天行健，君子以自强不息"，此之谓也。

七、真气运行法与佛家

佛家天台宗"六妙法门"——数、随、止、观、还、净，与真气运行法基本一致。"一妙"开始用"数息"法，或"听息"法，以减少杂念。这与真法第一步"呼气注意心窝部"一样，都是让注意力集中的一个极其简单的生理意念，既不事思考，又以一念代万念。

"二妙"为"随息"，即意随呼吸以待机。真法第二步"意息相随丹田趋"则是意随息动，呼气注意丹田，三五天就可以完成。

"三妙"为"止息"，是把呼吸（实际上是意念）止于丹田。真法第三步"调息凝神守丹田"，也是把呼气及意守部位止于丹田。

"四妙"是"观息"，即内视丹田中出现的各种生理变化，渐至丹田温热、丹田饱满、丹田开阖、丹田蕴珠等，真气充足而行冲关，仍属第三步。

"五妙"是"还息"，即通周天，任督循环。和真法第四步"通督勿忘复勿助"一致，督脉贯通，肾气上升，还精补脑，沟通任督二脉。

"六妙"为"净息"，亦称"静息"，即贯通督脉后，以静守为法，使大脑处于澄净状态，一切顺乎自然，叫"破法执"。真法第五步"元神蓄力育生机"，就是以静守为法，肾气不断灌溉脑髓，使大脑皮层的保护性抑制力量增强，而达到深度入静。

以上仅为练功方法上对照相互一致，至于静后的进一步深入，根据各自功德，将是奥蕴无穷。

综观各家功法，基本上都是五个步骤通周天，这是人体生理自然规律，必须遵循。但叙述方法不同，如《行气玉铭》以真气运行的动态变化来形容。儒家"定、静、安、虑、得"，是真气运行到某个部位，引起的精神活动的记述。"六妙"虽称为六，实际止息、观息都在丹田，亦是五步。顺乎自然，意随息动，是守机的纪实。更有"小周天歌诀"，作为意念导引的一种记述，仅作练功中必要的辅助。这些记述都不属于真正的功法，只有真法五步功法，以科学的功理功法，指导着真气循经运行，故名。

八、真气运行法与《西游记》

吴承恩的《西游记》以唐代玄奘到印度取经的故事为素材，有意识、有目的地描述了佛道两家的修炼要旨，展现了真气运行法的全过程，早就有"古今丹经中第一部奇书"之誉。称"悟之者，在儒即可成圣，在释即可成佛，在道即可成仙"。这种观点并非牵强附会。

《西游记》中的师徒四人，其实是一个人。第三十二回十分明确地指出："师徒们一心同体"。第九十九回又说，师徒们"本来面目今方见，一体原因始得全"，他们立的立，坐的坐，跳的跳，真个是"一体纯阳喜回阳"。

这四个人的艺术形象，唐僧代表人的生命体，三个徒弟"悟"字为号，代表人体三个脏器的功能活动。孙悟空配心，主神思喜动，一跃十万八千里，故又名行者；猪悟能配脾胃，主后天，贪欲，当须八戒；沙悟净配肾，主先天，本性向善；白龙马配意，善奔驰。第七回诗云：

> 猿猴道体配人心，心即猿猴意思深。
>
> 大圣齐天非假论，官封弼马是知音。
>
> 马猿合作心和意，紧缚牢拴莫外寻。

历史上的玄奘，是一个"备通经奥"、"聪悟不群的法门领袖"。由于写作目的需要，小说中的唐僧，则是一个人妖不辨的"肉眼凡胎"。正因如此，他才需要艰苦地修炼。他的心需要悟空，诸多欲念需要八戒，修性固命需要悟净，培真全生需要悟能。书中描述不外乎意使心脾肾三家相会也。

孙悟空一个筋斗十万八千里，好比人的"心生一念"。现代人的"一念"，何止十万八千里！灵山远隔十万八千里，并不是说真有那么长的路，而是指大脑排除杂念，到达"空"境的艰难。第二十四回上，唐僧就此行程问悟空："你说几时方可到？"答曰："你自小走到老，老了再小，老小千番也还难；只要你见性志诚，念念回首处，即是灵山。"

灵山者，灵台方寸之山也。

孙悟空的师父，就住在"灵台方寸山"中的"斜月三星洞"（第二回）。灵台、方寸是"心"的别称；"斜月三星"是心的笔画形状。第八十一回诗云：

佛在灵山莫远求，灵山只在汝心头。

人人有个灵山塔，好向灵山塔下修。

又说："千经万典，也只是修心。"

其师于夜半三更六耳不闻的情况下秘传于孙悟空的"长生之妙道"，原来是"都来总是精气神，谨固牢藏休漏泄"，是"攒簇五行颠倒用"；是"子前午后，自己调息"（第二回）。这不正是真气运行之法吗？

齐天大圣府内设了两个办事机构，一名"安静司"，一名"宁神司"（第四回）。第十四回"心猿归正，六贼无踪"中，所谓六贼是"眼看喜，耳听怒，鼻嗅爱，舌尝思，意见欲，身本忧"。佛家称此为"六根六尘"。第四十三回孙悟空对唐僧说："我等出家人，眼不视色，耳不听声，鼻不嗅香，舌不尝味，身不知寒暑，意不存妄想，如此谓之褪六贼。"这些是练功的第一步要求。

第十七回孙悟空说："一点诚心曾访道，灵台山上采药苗。那山有个老仙长，寿年十万八千高。他说身内有丹药，外边采取枉徒劳。""回光返照宁心坐，身中日月坎离交。万事不思全寡欲，六根清净体坚牢。"

第二十二回沙悟净说："先将婴儿姹女收，后把木母金公放。明堂肾水入华池，重楼肝火投心脏。"

第五十回又云："心地频频扫，尘情细细除，莫教坑堑陷毗卢（佛名）。本体常清静，方可论元初。性烛须挑剔，曹溪（尾闾关）任吸呼，勿令猿马气声粗，昼夜绵绵息，方显是功夫。"

第五十九回，唐僧路阻火焰山，行者三调芭蕉扇。心脏属火，喻为火焰山。肾脏属水形如小扇，喻为芭蕉扇。调者，调息之谓也。行者三调芭蕉扇，是形容呼吸运动推动真气运行，在练功不同阶段所引起的不同生理变化。

真气运行法之调息法，旨在使心火下降，以补命门之火；肾水上升，以济心阳；脾胃上下调和，以成水火既济，《丹经》谓之三家相会。

所谓调息者，即凝神定意，心息相依，借自然呼吸之生理活动助之而成功。若无明师指导，不识时机，急于求成，妄用呼吸，违背生理，不但达不到心肾相交，反而搞得五脏之气逆乱无序，周身不适。

行者一调芭蕉扇，因犯急性病，强行索扇，被罗刹女一扇子搧出五万多里，飘至小须弥山才止住。在空中翻滚得头昏脑涨糊里糊涂。灵吉菩萨赐他一粒定风丹，才返回来二调芭蕉扇。

定风丹即定心丹。真气运行法第一步"呼气注意心窝部"，真气集中，心神稳定。第二步"意息相随丹田趋"，真气沿任脉进入丹田，表现出肠鸣、矢气、腹胀不适。喻行者二次索扇，罗刹女搧他不动，反被行者钻入腹内恶作剧，无奈用假扇哄之（喻用武火），致使行者搧火愈烈，引火烧身。师徒们口干舌燥，心烦意乱，描绘了练功尚未达到自然，勉强追求，出现烦热现象（壮火食气）。

行者说："火是牛王放的。"土地说："这火是大圣放的。"正说明了"心火下降"的机制。真法第一步"呼气注意心窝部"心下发热，脾胃即已感知（脾胃属土即土地），故说火是大圣自己放的。

三调芭蕉扇，首先遇到的是玉面公主。寓意真气到会阴，会阴穴跳动、痒麻等，引动心神不宁及二阴黏膜分泌增多，有异常的感受。恰如形容玉面公主被行者喝喝吆吆的追赶，"跑得粉汗淋漓，吓得兰心吸吸"之情形。似此慧心妙笔，非实践者难以描述。行者假变牛王会见罗刹女，罗刹以夫妻久别，自然情意殷殷。假牛王故意挑逗，罗刹痴情似醉，将宝扇交出，并授以用法，其咒即平调五脏之"六字诀"也。此时此刻，才是水火既济之象。虽然经过牛王赶来夺扇、赌斗、就擒再交扇一段演义，实出真情自愿，毫不勉强，缘阴阳自有情也。

行者将宝扇一挥，火焰顿熄，连搧四十九扇，大雨淙淙，永除后患，真个是清凉滋润，师徒们奔往西天大路。

三调芭蕉扇，描写的是真法第三步"调息凝神守丹田"。真气到达丹田后，即须文火温养（少火生气），培养真气。在这一段筑基过程中，表现出来的丹田温热、丹田饱满、丹田运转、丹田开合、丹田蕴珠，会阴跳动、会阴痒麻、两肾汤煎，以及全身诸多（如八触）生理变化现象，均以行者与牛王赌斗为喻。药成之际，尚须武力擒捉，牵转魔牛。书中天兵天将四面围捉，正是"吸、舐、撮、闭"的写照。此种秘法古不轻传。

八戒、土地奋勇战牛王，实即脾、胃二土为用，缘脾在畜为牛（《内经》）。本为同气可以招摄；又土能制水，只要牛力驯服，宝扇自得，《丹经》把此契机唤作"牵牛法"。

按照真法练功，就等于行者、八戒、沙僧保着三藏西天取经遂此前进。真个是身体清凉，足下滋润，诚所谓：坎离既济真元合，水火平均大道成。（第六十一回）

第三十六回，师徒指月论玄机。悟空说："前弦之后后弦前，药味平平气象全；采得归来炉内炼，志心功果在西天。"这段诗为《悟真篇》原文，因取经要到西天，故将末句"锻炼温养自烹煎"改为"志心功果在西天"。如果以实际而论，莫如再将末句改为"真气运行通周天"更为贴切。唐三藏去西天取经成佛，正是《西游记》作者用为真气运行通周天"得道"的写照。

悟净道："师兄只说弦前属阳，弦后属阴，阴中阳半，水中得金。更不道：'水火相揉各有缘，全凭土母配如然；三家同会无争竞，水在长江月在天'。"形容真法呼气心火下降，吸则肾水上升，脾土居中予以调和，谓之三家相会。若将末句易之为"一团和气养花天"，则三花聚顶、五气朝元之义更加明显。实即真法第五步"元神蓄力育生机"之境界也。

第四十二回，菩萨命悟空过海，叫善财龙女摘一片荷花瓣放在水中，悟空跳上去就像一只大船。菩萨只一口气把船吹开，早过了南洋苦海，得登彼岸，悟空脚踏实地，笑道："这菩萨卖弄精神，把老孙呼来喝去全不费力也。"形容真法呼气推动心火下降，与肾相交而入于督脉，由后天而返先天，只此一呼耳。盖心属火，味焦苦，位南方，故曰南洋苦海；肾属水，位北方，故为彼岸。

对于真法第四步通督一步功，《西游记》讲得更具体。第四十四回："法身元运逢车力，心正妖邪度脊关。"描述了真气由尾闾逆行而上通过夹脊关的情形："滩头坡坂最高，又有一道夹脊小路，两座大关，关下之路都是直立壁陡之崖。"

夹脊一过，负重感立即缓解，再往上就是玉枕关。第九十八回："猿熟马驯方脱壳，功成行满见真如"，描述更精彩。说师徒们到了西天佛地，第一个前来迎接他们的人是"玉真观"的"金顶大仙"。"玉真观"者，"玉枕关"也，亦称"玉真上关"；"金顶"者，头顶也。师徒当晚在玉真观歇息，次日去见佛。有意思的是，书中说从玉真观到佛祖住地灵鹫高峰的路不出山门，就自观宇中堂穿出后门便是。说的是真气穿过枕骨大孔到达百会，只在脑内进行。接着，真气从头顶沿前额到鼻尖，舌尖被上腭紧紧吸住，真气又到"凌云渡"上的独木桥，便寓舌抵上腭之意。猪八戒见独木桥危险，想腾云驾雾过河。孙悟空说："这是什么去处，许你驾风雾？必须从此桥上走过，方可成佛。"

通督之前，每觉头周围像箍着一个圈一样很难受，一旦通督，这种感觉即消失。这就是"紧箍咒"。第一百回，师徒成佛后，悟空要唐僧为他取掉紧箍。唐僧说："今已成佛，自然去矣。"悟空举手一摸，紧箍果然不见了。

至于书中出现的众多妖魔，实乃自心所生诸多烦恼、恶念之象。第十三回唐僧说："心生，种种魔生；心灭，种种魔灭。"所有妖魔鬼怪，不约而同地、千篇一律地要吃唐僧肉。吃了斯，它们便可长生不老。足见烦恼、恶念对自身之损害。解救之法，唯自心"悟空""八戒""悟净"而已矣。

第十一章　练功体会 10 则

一、我的养生之道——翟翕武同志访谈录

（浙江文艺电台《健康俱乐部》节目主持人在节目中采访原浙江省委常委、常务副省长翟翕武同志，翟老热情地谈了他练真气运行法的经验。）

主持人： 翟老，您好。您是中国民医协会真气运行研究专业委员会名誉主任委员，目前还担任着浙江省老龄委、浙江省老年基金会的繁重领导工作。您虽已 80 高龄，但身体健康，思维敏捷，真是难能可贵。现在，请您谈谈有关养生的问题。

翟老： 我在这里给大家介绍一下我的养生之道。我长期坚持锻炼，近十几年来又练真气运行法，两者结合起来，我觉得对健康长寿确有好处。

我学练气功断断续续已 10 多年了。由于工作关系，我接待过一些气功师，看过不少气功书籍、杂志，从中选定了两个功法坚持锻炼，收到相当好的效果。首先一个是我们浙南地区长期流传的铜钟气功。1983 年我刚从第一线退下来，这年 7 月，省委组织部在平湖秋月为老同志举办气功培训班，邀请铜钟功传人马有忠同志传授传统铜钟功法。当时，我们学的是铜钟功站桩，就是通过全身放松、入静、调息、意守的站桩来练气，慢慢地出现全身抖动、四肢活动的自发功。经过一段时间的锻炼，我发现我原来有些驼的背慢慢地能直起来了，精神也好了。这是我练铜钟功几年功夫的收获。

到1989年省气功科研会邀请了甘肃中医学院的李少波教授来传授真气运行法。当时我听了李教授关于真气运行养生保健的学术报告，参加报告会的老干部、学者、教授和气功爱好者一致热烈鼓掌，认为李老经过几十年的实践、研究的真气运行法很有科学道理，很符合中国传统养生功法的原理。功法也很具体，分五步，每一步有每一步的感受，效果也很明显，我就参加了学习班，确实体会到真法每一步的效应。比如第一步"呼气注意心窝部"，确实心窝部会温热起来，以后再往下到丹田，到会阴、命门，到夹脊、玉枕，到百会，一步一步都有感受，真气贯注任督脉小周天，要求很具体，功效也快。我体会李老的真气运行法是把《黄帝内经》的养生理论具体化了。《黄帝内经》里面有许多关于真气运行的论述，但就是没有具体的真气运行方法，历代也有人说是这部分内容遗失了。李少波教授经过数十年的实践和临床研究，把这一养生方法总结出来了，并逐渐明确化了。把如何培养真气、运行真气与中医的脏腑经络学说密切地结合起来，小周天、大周天打通了，真气在人体畅行，病痛问题就解决了。从理论到实践解决了真气如何运行的问题。《内经》中有四句关键性的话："恬惔虚无，真气从之；精神内守，病安从来"，讲得很明确。就是一个人做到虚无恬惔的境界，真气就能很快发生；精神内守，意守丹田，也就是孟子说的"学问之道无他，求其放心而已矣。"说的就是一个人的脑子一天到晚是不会停的，一下子想到南京，一下子想到北京，这个那个是不停的。练功就要求把脑子意念收起来，守到自身丹田，精神内守了，与外界不发生联系了，真气就会很快发动起来，并正常畅行了，病还从哪里来呢？《内经》理论是说得很明确，就是具体方法始终没有人解决。李少波教授的《真气运行法》一书把这个问题给说清楚了。他的著作经卫生部门批准，出版发行，已多次重印、再版，发行上百万册，有人要买还不容易买到。所以我觉得李老的真法确实是一个科学的功法，是中国的传统功法。正如钱学森同志说，中国传统气功是一门科学，这是可以肯定的。这些年我一直坚持真法静功的锻炼，就把我多年的慢性肠胃病治好了，再就是我原来有心脏病室性早搏，后来到医院检查，也查不到了，也好了。这两次学练气功，铜钟功解决了我驼背的问题，真气运行法解决了我的肠胃病和心脏病室性早搏。

虽然年事已高，我还天天上班，也不觉得疲劳，这就是我练气功的收获。我一直比较注意锻炼，从1956年在中央党校学习时，学了简化太极拳、太极剑，这以后我一直没有停止锻炼。平时每天早晨到西湖边打打拳，散散步，也起到很大作用；在这个基础上再练练气功。我还担负着省老龄委、省老年基金会的领导工作，为我省的夕阳红工程、老年福利事业服务；省经济建设咨询委员会有些事也要找我。每天上班，步履平稳，记忆力也不差，内脏功能的衰退也比较缓慢，和其他退下来的七八十岁的老同志比较，我还觉得可以。医院体检也查不出什么疾病。记得我71岁那年去黄山，上鲫鱼背，上去又下来，一些年轻人都觉得疲劳，我还不感觉到怎么样。当时黄山还没有索道，一些险要的地方，年轻人能去的地方我都能上去。今年5月份下去考察老龄工作，到了雁荡山，那里在半山腰建了一个栈道，走到头还有一个90多米高的铁索桥，青年同志都不太敢过去，我还不信，就和另一位老龄委的老同志于光礼一起走过去了，也没有觉得怎么样，只是心里觉得有点慌。经过这样的考验，我觉得练练气功对健康长寿确有好处。生命在于运动。经常注意锻炼，动静结合很有必要。记得原全国老年体育协会主席刘建章（原铁道部部长）同志曾向在职的中央领导同志建议"一练对百忙"，就是每天有一定的时间锻炼锻炼，就可以对付日理万机的繁忙工作，这是很有道理的。当然啦，平常心情也很重要，要心情舒畅，乐天主义，遇事不恼怒，不发愁，也很重要。这就是我对养生的一点体会。

（吕　直）

二、真法奏奇效　一靠信二靠练

我是一个真法爱好者，练功的时间不短，从60年代就开始了，但那时没有练好。90年代初接触了真气运行法，接触了李少波教授，我被真法的科学性所折服，就认准真法，坚持锻炼，因而收到了一些满意的效果。我原先身体也不太好，有糖尿病、胆囊炎、肝囊肿、脂肪肝、冠心病，身体衰弱，几乎每月要感冒。经过几年来习练真法，首先是感冒不见了，体格健朗起来；原来冠心病心悸，现在晨练走走山坡也不气急；胆囊炎未再复发，B超提示已纤维化；脂肪肝、肝囊肿也消失，只有糖尿病未完全好。这真是意想不到的收获。我的练功实践证明，坚持真法锻炼，确有强身治病、抗衰老的功效。我体会到，练真法要取得好的效果，最重要的是两个字：一要"信"，二要"练"。

信，当然是相信，不是迷信。真气运行法是我国数千年来养生实践的结晶，经李教授60余年自身实践，临床应用，科学实验总结的养生保健的精华。李老《真气运行法》、《真气运行论》两书简明通俗地介绍了练功方法，系统科学地阐述了真法的理论体系，科学性强，又具有可操作性，易懂易学。这是读了这两本书的人所公认的，所以是完全可以信赖的。只有相信真法，才可能去学去练，练起来才能长期坚持。

练，就是持之以恒地锻炼。真气运行法主要是靠自我实践取效的。真法以五步静功为主，另有五禽导引、漫步周天等动功功法，动静结合，相映成趣，练起来既有情趣，又能提高强身治病效果。我练真法就坚持动静相兼的原则，近三四年里从未间断，每天晨练爬爬山坡，而后练一练真法五禽导引动功；每天晚上练1个小时的静功，这样已成习惯。但是长期这样做也不是很容易的，这当中也碰到和解决了一些实际问题：一是夏天气温到了36℃的时候，坐下来练静功汗流浃背，不好办。我请教李老，他说可以打开空调，只是温度不能太低，控制在30℃左右。这样即使天气再热，静坐在房间里还是很舒适的。二是人总有烦恼的时候，心情不好时，静功练不下去，练了也不得益。我就灵活运用，先练几节五禽导引动功，然后用热水洗洗脚，再坐下来练一会儿静功。我体会到动功更能舒畅气血，平定情绪。三是人在家里练功，经常有电话干扰，我就自己定下一个规矩，晚上7点至8点不接电话，有时让老伴转告，有时就把电话关闭。这样几个常常影响我练功的问题也就迎刃而解了。我今年已70岁，虽退下来了，但还是有不少工作，自我感觉身体状况不错，饮食起居都尚正常，精神、心情也还好，这些都得益于真法。

谈这点体会，供同志们练功中参考。

（张泳泉）

三、矢志不渝从苦练　争做凡间活仙翁

我学练真气运行法是在朋友们的再三劝说下，抱着试试看的态度开始的。想不到在不足两个月的时间里，就收到了意想不到的显著效果。现在，我练真法坚信不疑，矢志不渝。

自50年代末起，我便染上了多种疾病。开头患神经官能症，彻夜头痛无眠；接着肝脾肿大，胆囊疼痛，四肢关节红肿发热（游走性的），血压偏低，百病丛生。一年之中约有一半时间在医院中度过。后受报纸上"生命在于运动"的启迪，注意体育锻炼。每天上山练八段锦、太极拳等。虽然收到了较好的效果，但还有几种老年性的疾病一直好不了。如便秘，一上厕所就需20分钟至半小时，甚至用手指去挖，苦不堪言。常对人说：今后我可能会死在厕所里。还有游走性的关节痛（后知道是痛风症），每五天里有三天要发作，局部红肿发热，严重时足不能行，手不能拿物，嘴巴不能咬东西。1992年8月，左趾连同足背、足踝，肿得似皮都要撑破了似的，疼痛难忍。医院检查系尿酸过高等原因造成，住院两个月。总计为关节痛住医院多达九次，最长时间住半年，什么药都吃过，只能缓解而不能根治。

经过学习真法，奇迹出现了。从参加学习的第三步功起便秘通了，关节痛有明显减轻，通督后就很少发生，即使有轻微的痛也是短暂的，转瞬即逝。这是我患此病30多年来很少有的现象；周天通了，原来擤不完鼻涕的烂鼻子也已经干燥了；已患了6个多月的丘疹性荨麻疹也不发了；眼睛发亮，走路轻捷，登山如履平地。还有一些生理上的变化，我20多年前失偶，一直未曾续弦，现在已是70多岁的老人，"性"早已退化了，但在1995年11月练真法第三步时，随着真气的积聚而出现一阳来复，阳物蠢动挺起，

夜间竟发生梦遗。这是我30多年来没有过的现象，瞬息之间我觉得自己年轻了许多，不像是一个古稀老人。身心的变化真令人高兴！多病多疾的我能有今天，那完全是靠李老的真气运行法，是诸多老师的精心传授和同道学友的切磋帮助下得到的。饮水思源，怎能不使人感激。兹致以衷心谢忱，并将铭记心间，永志不忘。

我练真法，气感十分明显，通督前后，更清楚地感觉到真气在身上运转。当时，只觉得气如水银柱一样沿脊柱冲过玉枕到百会，此时头顶像一盆火在燃烧，又如万根银针在刺，稍后身心愉悦，步履轻轻，再过两天真气渡鹊桥直入丹田。过鹊桥时舌紧紧粘贴在上腭，嘴巴都张不开来，津液汩汩，一口一口来不及下咽，真是"华池神水频频咽，直入丹田海底虚"。嗣后按李老"有欲观窍，无欲观妙"，似守非守丹田的方法进行练功，此时一呼气，就觉得气在丹田；一吸气，气趋百会，感到自己的身子时重时轻；有时周身发热，有时凉气袭人；有时沉沉入地，有时飘然如仙，妙不可言，乐不可支。所有感觉到的与李老的专著所述一模一样。

今后我决心做到继续努力学习真法理论，认真宣传真法。刻苦砥砺，不打麻将，少看电视，继续苦练"元神蓄力育生机"功法，争取逐步向高层次进步、升华，以求达到炼神归静和神制妄动保健强身境界。真是：真气运行周天通，身心愉悦乐无穷；矢志不移刻苦练，争做凡间活仙翁。

（瞿展浩）

四、真气运行法慈惠无穷

我是1993年9月10日学练真气运行法的，深感真法的科学性，能为人类造福，对我本人及我的家庭慈惠无穷。

1. 真法给我家带来幸福 我患冠心病20多年，肠胃功能差，饮食少。平时感冒多，泻肚多，虚汗多，记忆力差，走路不到一里地就喘。晚上饭碗一搁便昏昏欲睡，头发脱落，视力减退，自知朝不保夕。1993年9月参加真气运行法学习班，1个月通小周天后，即明显觉得浑身有了力量，饭量增加，感冒减少。于是，一直坚持练功。1994 年 5 月，我兴致勃勃地随友到了杭州、绍兴、宁波，又游了普陀山。后又北上到沈阳、承德、北京、大同、五台山、太原等地，历时 20 多天，精力旺盛，亲友都说我"神"了。至今 5 年由于坚持练功（静、动功兼练），冠心病没有复发，大小便正常，从不感冒，视力由原来 300 度花镜降为 150 度，生活基本上自理，感觉到越活越年轻。几年来我的"公费医疗"是空白，因为我从不吃药，医院的朋友说我几年来给公家省了 1 万多元医药费。

我的老伴 80 岁了，患头晕、风湿性关节炎，行动困难。1995 年冬季一度卧床不起，亲友都说："难吃年馍"了，要我给她准备身后一切。我教她在床上练真气运行法，早晚一起练功，只让她"呼气注意心窝部"，后来要她什么都别想，只注意下丹田。慢慢头晕好了，行动也有了进步，而且身体比前几年还好，精神有明显的改善。

我的长子黄宪立今年 51 岁，患先天性贲门狭窄，进食困难。1992 年曾在南京医学院动过手术，手术后经常腹泻，身体虚弱。后来到杭州参加李少波老师办的真法医疗班，李老亲自授课，指导他练功，3 年来身体已逐渐恢复。现在已能到课堂讲课，并承担了主要家务。在练功上他是始终坚持的。以上事实说明我家是学练真气运行法的家庭，而真法也给我家带来了幸福。因此，我认为真法慈惠无穷。

2. 宣传真法，办学习班　我在杭州参加李老主办的真气运行法师资班的学习后，取得了"教师证"，回到宿州便对我的亲友宣传真法的功理功法，并现身说法，以自身的变化，宣传学练真法的好处。我是宿州市第二中学离退休教职工协会会长，对二中的离退休教师、工人更是不遗余力地宣传，并在校内离退休教职工活动室办学习班。每天集中时间、地点练功，教大家不要着忙，通督不在早迟，"丹田气满透三关"。通过 1 个月左右，有半数学员通督，到第五十八天全部通督。治愈了前列腺炎 1 人，偏头痛 1 人，尿频 1 人，皮肤病 1 人，冠心病 2 人，糖尿病 2 人。这次办班对宿州市教育界有不小的影响，使多数教师知道了真气运行法的科学性，没有迷信色彩，易于接受。

3. 一点感受 真气运行法虽然功法简单，但功理很深；学会不难，提高不易；治病收效很快，但坚持下去，巩固起来，使身体真正改善也不是轻易能办到的。有病的人练功希望立竿见影，病不好就对功法有怀疑，见异思迁，动摇性大，这样练功不好。通督之后，认为万事大吉，放松了练功，这样时间不久，旧病又回复如初。还有追求特异功能，而不下苦功练功，始终停留在识神主导上，而不是真正入静，让"元神"主宰气的运行，这样功的层次就上不去，身体就得不到真正有效的改善。我本人也同样如此。有一段时间放松了练功，身体就不好；加强练功，每天3小时，真正入静，达到胎息，身体就好，就健康。总之，仅靠识神起作用，都是暂时的，起不到真正的持久作用；必须用元神去调治身心，培养真气，找病灶，治疾病，力量才大，才可靠，这一点我已初步认识。今后努力方向就是深入静境，加强练功，让元神主宰身心，真正达到治病保健目的。

（黄振铎）

五、练功要专一　短期可通督

我是真气运行法的初学者。初来乍到便开卷自学"五步功成"，又与当时的"鹤翔庄"一并学练，没练几天，反觉心中烦闷，夜难成眠，疑是易地水土不服。听了李老讲授真气运行法练功要求和"呼气注意心窝部"的要领之后，晓得这是因为不同功法混杂而练，分散精力，造成客观上的干扰刺激，以及求成心切致心火萌生的缘故。至此即停练"鹤翔庄"，严格按照真法的垂腿平坐，闭目听息，内视心窝，意随呼气，吸气自然，舌抵上腭的要求练第一步功，不几天便觉心窝部发热，口中津液濡润（气旺津生）。经李老师指点，意息相随，呼气下延丹田，缓慢而自然地推进，以培养真气，驱散邪气，依法而练，果然随呼气感到有股热流送到丹田，肠鸣矢气随之而见，食欲增进。自知第二步功成。其后须呼吸自然，意守丹田，文火温养，谁知此时功感反而减弱，有时消失，自忧有误，求教李老师后方知因丹田真气未饱满充实之故，宜加强"调息凝神守丹田"，把真气集中在丹田，为积气冲关（通周天）打好基础，这是练筑基的必然过程。这样我信心更足，随功法循序渐进，丹田发热，饱满充实，并有跳动感，接着会阴部麻、热、胀，直到跳动。在身体的某些部位（如大腿、小腿内侧、手臂、面部及背部）不时出现时间长短不一的肉眲感，再是尾闾及腰部酸胀而发热，命门跳动（肾间动气），肩背僵硬沉重，其后又有玉枕至前额（印堂穴）明显有蚁行感和气流，时感沉如负重。上述感觉李少波老师示知为真法通关的必然现象。出乎我的意料，仅学19天即通关，第四步功亦自然学成。此时亦体会了"呼吸精气，独立守神"的愉悦，自我感觉精力充沛，夜不思寐，身体轻捷。当知这仅是学会练功，是起步而不是终结，必须加强练功，使精气不断地上充脑髓，以达到"还精补脑"的目的。由于真气运行，经络畅通，使我多年未愈的胸部剑突处和左肩胛角的撞伤瘀痛霍然而去，右踝关节外侧的扭伤亦痛减其半，可见真气运行有自我修复、自我建设的本能。每当练功至极静时，各种触动现象若隐若现，鼻息微微，若存若无，大有"人在气中，气在人中"之感，它根本改变了我静坐不如运动的错误看法，充分认识到真气运行法是外静内动，静中求动，利用动静的阴阳关系来促进精、气、神三者之间的互相转化，以外呼吸推动内呼吸的养生方法。

练功的实践告诉我们，李老的真气运行法是以《内经》理论为基础，熔佛家的静息、道家的炼丹、儒家的守一、医家的养生、武术家的刚柔相济于一炉，是观察人体生命活动，验证中医理论的一种方法。它既能修养人的性情，使之心旷神怡，愉悦安舒；又能培养真气，防病治病，调理阴阳，益寿延年，是养生的根本大道，具有易学易练、指日取效的优点，值得大力推广。

（黄公朴）

六、真法起效时间有早有晚

我按照老师的要求开始练功，一个星期过去，又一个星期过去，同班的不少学员已经有了各种反应，而我却体会不到"气"的任何效应，心中渐渐着急起来。我便把自己的情况向老师汇报了，李老师要我不要心急，按五步功法，该练哪一步就哪一步，顺其自然。

一天练功时感到心静若潭水，忽觉丹田部一团气油然而生，这是练功以来"真气"在我身上的第一次反应。这使我更坚定了信心，但是我的丹田部并不发热，这是我和其他同志反应不同之处。我想这也许是自己练功练得不够的缘故，所以我就更安下心来加紧练功。又一个星期之后，果然丹田部发热了，身上也发热。又过了两天，练功时腰后命门穴周围感到像针刺穴位"得气"一样酸胀，继而整个后腰部都感酸胀。自此之后，"真气"渐渐沿督脉上行。同时身上的各种感觉也越来越多，时而如腾云驾雾，时而如入名山胜地，心旷神怡，有时身心凉爽，有时像有暖风拂煦。就在气通夹脊之时，更体会到古人为何把此处称为"夹脊"。的确，整个夹脊就像被夹住了似的。

通督之后我的信心更足了，每天坚持练功，如有一天不练，或者练得不好，便会感到丹田气少了一些似的。我是学中医的，学习真气运行法后，我更看到了中医学的科学性。真气运行法是中医学的一个重要组成部分。我认为不但要用真法为病人治病强身，我们医务人员也应亲身体验，从而加深对中医学中"真气"的认识。

（蔡　加）

七、自学真气运行五步静功实践体悟

我练真气运行法始于1990年7月15日，多年练功，使我的身体从一个久病虚弱的病体转换到了基本康复的体质。这一铁的事实，为我坚持真法修炼奠定了良好的基础，也为我进一步走向更新、更深、更高的层次树立了信心。

俗话讲得好"万事开头难，而选准要干的事更难。"那么，我是怎样选择学练真法的呢？在练真法前，我的体质可以说差到了极点。在人尚未生长发育成熟时，就过早地（15岁初）参加了笨重的体力劳动，终于劳累过度，积劳成疾；而到中年（30 岁出头）又从体力劳动转为脑力劳动，走上了企业经营管理之路，这 180 度的大转变，使人很不适应，伤了脑筋，费尽了心血。因此，使我的多个脏器过早地（40 岁出头）患上多种慢性虚衰性疾病。经医院诊断有：左半身神经麻痹、颈椎骨质增生和轻度弯曲移位、心脏病（偶发早搏，伴随房颤 ST—ST 改变）、胃病（萎缩性胃炎、胃窦炎、溃疡）、胆管炎、咽喉炎、肩周炎、十二指肠溃疡、左足趾骨畸形、支气管咯血等 10 余种病。这些疾病自 1984 年发生胃出血起到练功收效前，从未间断过医治调养，服用中西药，但最终未见有一处根除。不少关心我的人见我医治无效，就建议我练功，我的一位亲戚带着一本《中国流行气功选》的书来说服我做气功（书中有近 20 种功法），指名道姓地要我选学真法五步功。我认真研读了李老的真法五步功的全部内容，在基本掌握功理、功法和注意要点的前提下，走上自学真法漫长的探索道路。

　　初学开始，我在无人施教和指导的情况下，自我把握李老五步功原理，对一些难理解的问题，请教早先的练功者，解决了练功时碰到的一些难点。主要的有：合理地处理好工作与做功的时间矛盾，每天早晚各练一次功，一直坚持。二是设法把好松静关，达到松静相宜。初坐功，放松逐渐形成习惯，慢慢地能够适应；对于入静的问题，我参阅了一些书籍，采用了心理调节法，逐步形成取一排他的做法，练功时做到一心入静练功。有杂念时，唯守一个意守点，久而久之收到了较好的效果。三是要做到劳逸适度。如果经过一天的工作，人显得很疲劳，首先要安排必要的休息，待疲劳感基本消失后再练功。检验的标准，以坐功时不感到吃力，甚至是一种美好的享受为尺度。上述难点的不断解决，使我的练功进入了预定的状态，逐步成了我生活中不可缺少的一部分。我按五步功的要求练下去，基本上能按李老所述的步骤循序渐进，待下丹田气足，会阴跳动，再上到命门；过两天后直上夹脊，玉枕整整过了 7 天，贯通任督实际用了 126 天。在通小周天的全过程，自我感觉良好，效果显著，具体表现在：一是有效地抑制了病情的发展，逐步从平稳期向好转期转换，使将要动手术的肛漏消失了，精神状态改观；二是吃饭香，饭量增加，体重回升（从做功前的94斤增加到102斤）；三是睡眠质量不断提高，做梦减少。通督的成功和身体素质的逐步转变，为我提高练功层次打下了坚实的基础，也是我勇于探索的很好前提。

作为我练功的最大教训，就是在通督后不久，认为小周天已通，就应该学练通大周天的功法了，为此，就转练传统养生内功中大周天的功法。按此功法练下去，虽无异样的感觉，但练功的方法就一致了，更难说它的效果了。事后经李老传人指点，才知道通督后，继续按五步功法练下去，大周天自然会通。这样，我就纠正了偏离真法的做法，继续按五步功法练功。

随着练功时间的推移，功量、功质得到深化，并出现了不同的层次，概括起来有三个阶段（层次）：一是初步积累量的阶段。气流开始从急剧地运行，逐步转到平稳地运行，丹田真气充足，气机活跃，已有能力冲击身体的局部病灶，使身体的病痛部出现舒适感，疾病的痛苦开始缓解，有的病痛逐步消失；饭量又有增加，睡觉质量又有提高，体重达到108斤，很少求医用药，能承担较大负荷的工作量，精神状态良好。二是初步积累功量后，逐步达到量足质高的阶段。气流的运行从平稳转到细匀，丹田气足、质高，运行自如，眼前出现光感（我所出现的光有红、白两种）。最重要的是充实的功力，能对内病进行自我治疗，凡一经治愈的部位，就感到舒适、无痛苦感，基本上可排除求医用药，饭量稳定，体重均在110斤以上，身体更感愉悦，精神状态良好。三是逐步形成无为到无不为的阶段。一旦坐功，少顷即进入虚无状态，期间，一身愉悦、缥缈，初形成时，尚可用意识去冲击，但到后来无法用意识去冲破无为的境界，真正体现了天地人合一的境地，一切均处在舒适虚空之中。气流运行正常，按循环路线自行运转，坐功无论时间长短均不吃力。目前，我最少的坐功时间为1个半小时，最长的达到3个多小时，心身愉悦，浑身舒泰；练功结束，更是一身轻松。体内疾病基本排除，身体康复，精神状态良好，吃得香，睡得好，体重在115斤左右，冬日120斤以上。已基本达到不求医，不吃药，偶然有小病，试吃药，一吃就灵。

自修炼真法转入无为（胎息）以来，总的发展趋势良好，凡坐功少顷自然入静，功至深处，眼前现金光，有时现白光。光的出现、回收自然，光收回后的身心更为愉悦。有时光中显现出一个小红球（团）游出体外，一定时间后返回体内，也有时光感中形成光球（团），球中先模糊后清晰地显现出自身人像。此外，曾多次内气由下丹田直上口腔，味甘甜，三丹贯通，很感新奇。也曾出现气流按循环路线有序运行的过程中，突发地从涌泉到百会，顷刻气流遍布全身，感觉到全身无处不受真气熏蒸，人如沐浴在暖暖的春光之中，持续 5 ～ 30 分钟。运行后，实感百脉通达，一身轻松，全身舒服。

以上陈述是我练真法五步功后的一点粗浅的实践积累和体验，仅作抛砖引玉的探索，若要真正探得真谛，还必须进一步加以实践，并通过对更深层次的研究，以更贴近李老创编的真法理论原理，推广真法，造福人类。

（沈法昌）

八、真气运周天　形神妙圆通——谈真气运行法与太极拳兼练

真气运行法和太极拳都是强身健体的瑰宝。真气运行法是李少波教授汇集儒、释、道、医、武诸家精髓，结合数十年临床实践创编的一套行之有效的养生功法，易懂、易练，定期通督，不出偏差；太极拳经过两百多年锤炼，流传较广，它柔和缓慢，轻灵圆活，老少咸宜。两者一静一动，异曲同工。

武禹襄《打手要言》云："行气如九曲珠，无微不到，所谓'气遍身躯不稍痴也'"；"气宜鼓荡，神宜内敛"。太极拳强调"气沉丹田"、"以意运气"，只有做到真气充盈，才能气随意行，否则便也枉然。但是太极拳往往难于使呼吸与动作协调，要达到"腹内松静气腾然"之境界，非有数年之功不可。而真气运行法五步功法则能弥补这一不足，它通过凝神调息来培养真气，快者 1 星期，慢者也仅百日便可通督。

练真气运行法时，能同时配合太极拳则更佳。太极拳强调"主宰于腰"。武禹襄《打手要言》云："气如车轮，腰如车轴"；陈鑫《陈氏太极拳图说》云："打拳以调养血气，呼吸顺其自然，扫除妄念，卸尽浊气，先定根基，

收视返听，含光默默，调息绵绵，注意玄关，……任、督犹车轮，……每打一势，轻轻运行，默默停止，唯以意思运行"；"气动由肾而生，静仍归宿于肾。一呼一吸，专气之出入，皆在于此。"《难经》云："命门者，精神之所舍，原气之所系也。"太极拳通过腰部的旋转带动四肢的动作，呼吸与动作配合，动作领先，呼吸随后，导引吐纳，锻炼了任脉、督脉、冲脉、带脉，促使真气积聚丹田，促进通督，并使经络畅通，利于真气运行。

笔者自幼酷爱武术，7岁开始练拳，9岁进少年体校接受正规训练。后来学习太极拳、太极剑，并阅览一些有关拳理方面的书籍，粗懂一些"内三合，外三合"的道理。但对人体内气的认识以及如何培育、运行却是一窍不通。1990年10月有幸在杭参加李少波教授举办的全国真气运行法培训班，接触了这门中华文化瑰宝，从而对真法有了——尽管是肤浅的认识和体会。在那次学习中，我认真按照李老师的方法锻炼，很快通了关。在练功过程中，我感觉舒畅，通关后的感觉更好，头脑清新，心情舒畅，遍体暖气流畅，有说不出的舒服，全身充满活力。现在我在练太极拳、太极剑时的感觉与先前确实不同了，形神与意气的结合似乎更协调了，神韵与气感也得到了充实，真正体会到真气运周天、形神妙圆通的妙处。1992年10月，我在浙江省"浮法杯"太极拳、太极剑比赛中，获得杨式太极拳竞赛套路、太极剑竞赛套路两个第一名和孙式太极拳竞赛套路第二名的好成绩，以后又多次获得省级和国际太极拳、太极剑比赛的好名次。从我办的几期真气运行法培训班来看，在20天内通关的学员中，练太极拳的占70%。这些学员普遍反映，练了真法后，打太极拳的感觉与原先大不一样，意到气到，绵绵不绝，四体通泰。从实践中真正体会到真气运行法和太极拳兼练，确能收到事半功倍之效果，真可谓动静结合，相得益彰。

（沈凤萍）

九、练好五禽导引　精盈气盛神旺

真气运行法的五禽导引法，是李少波教授根据古代医圣华佗五禽戏和脏腑经络理论制定的一种动功。习练真法静功有利于丹田真气的集聚，有利于经络的畅通，有利于对宇宙能量、地磁和周围空间精微物质的吸收，逐步达到精盈、气盛、神旺。修炼五禽导引动功，借助姿势，配合呼吸，可使外呼吸与内呼吸紧密结合，可使真气循经旺盛运行，从而增强五脏六腑、四肢百骸的生理功能。阴阳学说认为：静为阴，动为阳。练功以静功为主，辅以动功，可平秘阴阳，健身祛病。我习练真法动静功七年余，对如何练好五禽动功，摸索得一点体会，简述于后，请同道指正。

人体经络是自身气血运行的通道，有行气血、通阴阳、养脏腑、濡筋骨、利关节等作用。它们以真气为主宰，分布在全身，通达表里，贯彻上下，联络四肢百骸，使人体内外环境以及脏腑之间保持阴阳平衡，保持生命活动正常进行。经络学说和子午流注理论认为：人体经络以十二正经为主体，每经的气血运行和流注都经"五输穴"（古人将流注比喻为流水，从"井"穴开始，渐成细流为"荣"，所注为"输"，所行为"经"，汇"合"于海泽）。每经的"井、荣、输、经、合"五个穴位合称为"五输穴"。古代医家认为：每条经脉之井穴，为阴阳交接之处，为调整阴阳和疗疾要穴；合穴对调整内脏生理功能，具有独特的作用；募穴为人体气血向胸腹部聚集的特定穴。五禽导引动功，每一功势都为主，联系一两条正经和联系奇经八脉中的部分经脉，练功时如能恰当地运用意念，意守相关经脉之井、合、募三个穴位，并循经脉通路导引，配合运用呼吸，则可起疏通该经的作用。

《中华气功学》告诉我们："意守身体某一部位时，则该部位血管扩张，血流加快，温度升高，生理电和磁场增加，组织呈活性反应"。练五禽导引意守相关经脉之三穴，用轻微意念循经导引，可以激发经脉的敏感起点，可以激发内气循经运行，从而达到疏通经络、治病强身的目的。手足三阴经之井穴，多在手指、足趾尖部，合穴均在肘、膝内侧，募穴在胸腹部。每一功势只掌握三个穴位，部位固定，易记易行。

具体练法如下：

猿势：联系手少阴心经和任、冲二脉，养心固肾。呼气时意念从上腹部的巨阙穴经上肢肘内侧少海穴，至小指尖部少冲穴，然后三点同守（下同）。

鹿势：联系足少阴肾经和督脉，培补肾脏。吸气时意念从足底涌泉穴经下肢膝内侧阴谷穴，至侧腰部的京门穴。

虎势：联系足厥阴肝经和三焦经、胆经及阳维脉，舒肝利胆。吸气时意念从足大趾外侧大敦穴，经下肢膝内侧曲泉穴至期门穴。

熊势：联系足太阴脾经和阴维脉，益脾养胃，培补先天。吸气时意念从足大趾内侧的隐白穴，经下肢膝内侧阴陵泉穴，至腹侧部季肋下之章门穴。

鹤势：联系手太阴肺经以及肾、命门、三焦等脏腑经络，使气机舒畅。呼气时从胸部上外方之中府穴，经上肢肘内侧尺泽穴至手大拇指尖部少商穴。此势第三小节分别意守三焦经、胆经，可通调全身气机并利胆。

在以上各势的第三或第四小节中，运用微意念，意守三穴，配合呼吸，意气相随，循经导引。用意不用力，坚持行之，自有成效。

人体经脉，手足三阴经在胸腹部交会，且肝、肺经相接，脾、心经相接，肾、心包经相接。在上法熟练之后，如能在一个呼吸之间，分别意守相连二经之三穴，收效更好。五禽导引以疏通阴经为主，联系阳经，交于阳经，自然有利于诸阳经的疏通。借助姿势导引，也有利于奇经八脉的开通，这对调整全身阴阳平衡，练通大周天，将会产生积极的作用。

练真法通督之后，动静功兼练，行持日久，意守部位或经络循行线上有麻痒、气蠕动等触感，手指足趾、四肢以及头面部诸阳交会等处，反应更明显，甚至出现短时间瘙痒，同时皮肤毛窍随呼吸而动，全身气感加强。内气随经络运行非常明显，直至诸经及八脉相继开通之后，触感逐步减轻或消失，这些都是良好反应，练功时应不予理睬。

以上三穴的意守，用于五禽动功，也可用于"六字诀"的锻炼，也可穿插于静功之中，循经导引，以加快经络的疏通。笔者过去罹患多种严重内脏疾病，练功数年，大小周天已贯通，大部分疾病不药而愈。年虽逾七旬，长年不患感冒，面色红润，体质增强。在这期间还辅导部分亲友依此练功，也都收到良好效果。

动静结合修炼，符合道法自然，符合人体生理客观规律，符合阴阳学说和脏腑经络学说。练功者不仅应勤修苦练，持之以恒，还应学点功理功法科学知识，以理论指导练功。

（赵士仁）

十、让真法为更多的印尼人造福

我首先要感谢真气运行法创始人李少波教授为天下人创造了真正能健康长寿的好功法；更要感谢李少波教授亲自为我们办班，一个一个地、不厌其烦地指导我们练功，使我们学功团 10 位团员在短短的 15 天学练中，个个打通了小周天，有的还出现了特异功能，每个人的健康状况都有不同程度的好转，我们满怀喜悦地完成了初级班的学功任务。

回想起我们组团的前期，大家心里都没有底。我们在听了朋友的介绍，和接到杭州方面寄来的有关真气运行法的资料后，在印度尼西亚唯一的一张华文日报上刊登"病者佳音"的广告，并开始保健团和疗病团的组团活动。很多人见到广告后，就打电话来问：什么是真气运行法？怎么练法？是不是与其他轻功一样只是用来表演，没有真正治病保健作用？有的人患有高血压、冠心病、慢性肝炎、肾病、风湿病等，问我能不能治？有什么效果？如能治，他们就参加；如不能治，他们不参加。那时，因为我们没有亲自体验过，对真气运行法的功理功法又不十分了解，我们不敢保证。今天，我和我的团员们都会大胆地说：如果你们能和我们一样的努力，接受老师的指导，按真气运行法的功理功法一步步地练，一定能打通小周天，治好中西医难以治好的各种疑难杂症。

我们团员中，学德法师和陈秀兰女士有多年打坐的经验，但都没有通周天。这次学德法师练功到第三天就打通了小周天；陈秀兰女士，练功第二天就结丹、显光。在男士中，叶冠英先生在第五天就通了周天，我自己一面练功，一面还要为两位听不懂华语的团员做翻译，也在第六天通了关，大部分团员都在六七天时间内打通了小周天，最迟的也只花了13天。

我们是4月19日抵达杭州花港宾馆的，我们见到真研会负责人时，第一件事就是向他表达我们"不通关不回家"的决心。我们除白天听讲、练功外，清晨就练功几十分钟；吃过晚饭后，经常坐在一起，互相切磋、互相鼓励、帮助，各自回到房间里还要练一阵子。

练功中会有各种各样的反应。我们的体会是：第一步"呼气注意心窝部"，开始经常感到气闷，杂念多，思想难集中，背部酸痛，后来在老师的指导下，渐渐地把握了呼气运动的规律，可是腰酸背痛一直伴随我到打通小周天。过了两天，心窝部发热了，第一步的任务才算完成。

第二步"意息相随丹田趋"，把握住丹田的位置十分重要；第三步"调息凝神守丹田"，有的人丹田跳动，阴部作痒、发麻等，有的人就没有感觉，这时很容易引起思想波动，但在老师及时、具体的指导下，都逐一得到解决。第四步"通督勿忘复勿助"。丹田的真气培养充足了，会阴部有麻酥酥的感觉，真气向尾闾移动，当时有放屁的感觉。我患有坐骨神经痛，通过尾闾时感到腰部酸痛。患有心脏病的人，通过夹脊关时，心口有烦躁、疼痛的感觉，这不要怕，只要夹脊关通过去了，心脏病就会减轻。尾闾、夹脊通过后，最后一个难关是玉枕关，这一关比较难通，但老师再三讲，不能以意领气，记住"勿助"，否则会揠苗助长，只要丹田的真气足了，各个关都能通过去。有的人停留了好几天才通过玉枕关。玉枕关一通，真气就会从后颈冲过头顶百会，有的人头部有伤，就有疼痛感，有的人很顺利地越过头顶，好像有大片白光如瀑布一样在眼前倾盆而下，脸部、舌头如触电一般，自己也不知道怎么控制自己，眼皮不停地跳动，这种感觉只有练功者本人才能得到尽情地享受。大约10分钟，白光渐渐消失，身上有说不出的轻松愉快感。当时，我真高兴极了。第五步"元神蓄力育生机"。通了小周天，我吃得好、睡得好，精力特别充沛，全身轻松，背部也不再酸痛了。我周围的人都通了小周天，都无限高兴和喜悦，这种心情汇集成一句共同的心声：真气运行法万岁！

我们这次组团学功，虽然各人都花了不少钱，但换来的是比钱更加重要的健康。我认为学到了真气运行法，等于请到了一位高明的"保健医生"，使身体健康，花多少钱都是值得的。

我们全团的人都表示回去以后，一定要尽力推广李老师的功法，使印尼人和全世界的人都来学练真气运行法，使真气运行法更广泛地造福人类。

（吴良诚）

第十二章 练功指导（问题解答）

自拙作《真气运行法》于 1979 年问世以来，全国各地的读者纷纷照书练功。许多人获得了满意的效果，治愈了多年的慢性疑难病症，恢复了健康。同时，也有不少读者提出了一些与练功有关的问题，现予解答，以飨读者。

1. 真气运行法属于哪派功法？

答：本功法是综合了历代各家各派的功法，去粗存精，以《内经》真气运行学说总结成的一种功法，能防病治病，定期取效，所以称为"医疗保健"功法。

2. 真气运行法对哪些疾病有效？

答：真气运行法是根据生理的需要，用特定的方法，集中思想，调整呼吸，培养真气，贯通经络，促进细胞的新陈代谢，增强大脑皮层保护性的抑制能力，调动人体生命固有抗病本能的一种有效方法。因此，应当说它对所有慢性疾病都会有效，而无禁忌证和副作用。

3. 真气运行法治疗疾病，要不要再配合药物治疗？

答：最好不配合药物。如果需要时，在练功初期可以少配合一些，至能停药时最好停药。如果患临时性疾病，则应视病情而定。

4. 进行真气运行法练功，要不要配合体育锻炼？

答：真气运行法与体育锻炼没有什么抵触。真气运行法的动功也属于一种体育锻炼。不过从事体育锻炼时，最好不要做剧烈的活动。

5. 在没有人指导的情况下，能否进行真气运行法练功？

答：本书即为指导真气运行法练功之书。在练功过程中遇到这样或那样的问题，可按照书中的原则去处理。

6. 练功因停了一个阶段，再练功时是否还须从头开始？

答：这要看练功程度和停练时间长短而定。若功夫深，停练时间短，没有大的影响；若功夫浅，停练时间长，就须从头开始。

7. 练过其他功法，能不能再练真气运行法？

答：能。只要求在方法上不混淆就行了。若混淆在一起就很难成功。

8. 性生活对练功有影响吗？

答：有影响。通关前要节制性生活，以免延迟通关。通关后要适当，以利恢复健康。

9. 练功主要有哪些禁忌？

答：不要在大饥、大饱、大惊等情况下练功。当在风、雨、雷鸣时，亦须暂停练功，以免因受刺激而产生不适。

10. 练功时的饮食宜忌？

答：一般说来，饮食应以清淡、新鲜及多样化为好。同时，慎食生葱、蒜、牛肉、狗肉、马肉。

11. 女性和男性练功一样吗？月经来时可否练功？

答：男女在生理上有所不同，因而练功时就有区别。女性在怀孕期间不宜追求气沉丹田和通关，恐引起流产。月经来时不要意守下丹田，以免造成出血多或经期延长。只能静观鼻端，如已通关可守上丹田。除此之外，其余与男性是一样的。

12. 练习真气运行法采用哪种姿势为好？

答：练习真气运行法，采用立式、坐式、卧式均可。不过，初学者采用垂腿坐式为好。因为垂腿坐式既便于掌握，又利于真气的运行。

13. 采用卧式练功好不好？

答：练功应以坐式为主，立式、卧式可以辅助。卧式以侧卧为好，仰卧位压迫面太大，影响真气的运行，同时容易造成遗精现象。

14. 练功过程中体位能随时变换吗？

答：可以变换。如果觉得体位不适，可以随时变换，以求得舒适自然为好。

15. 真气运行法采取什么样的呼吸？

答：请参照本书有关章节。不管哪一步功，都要自然呼吸，注意呼气，吸气顺其自然。

16. 真气运行法怎样收功？

答：真气运行法的基本守窍是丹田，且无由丹田向外引气的要求，故可不作气返丹田的收功。练功结束时，只需摩擦一下双手和面部，稍候缓解就行了。

17. 内气和外气有何区别?

答：内气即真气，是指脏腑之气和经络之气。外气，是指随呼吸出入之气。如气沉丹田之气，是真气不是外气；外气是沉不到丹田的。

18. 心窝部在哪里?

答：心窝部为任脉巨阙穴之部位，在胸骨剑突下一寸五分处。五步功中第一步"呼气注意心窝部"，则指以此穴为核心的范围，并非仅指巨阙穴而言。

19. 练功一定要舌抵上腭吗?

答：是的。舌抵上腭不仅可以使津液上潮，滋润口腔，更重要的是"搭桥"，即在实现任督环流之际而起接通任督二脉的作用。

20. 通关后已实现了任督环流，继续练功应采取什么方法?

答：应采取真气运行五步功法中的第五步功——"元神蓄力育生机"。这步功中的主观意念和主观作为，已减少到甚微的程度。具体作法，只需轻守丹田就行了。

21. 第三步功要不要再往丹田送气?

答：调息凝神守丹田，关键在于凝神。因为已经通了任脉，形成气沉丹田的条件，只要意守丹田达到丹田充实。如果觉得丹田无气，再加呼气注意丹田，则自然充实饱满。此步主要是用文火，防止过度发热，故少送气。

22. 什么叫文火温养?

答：古人将呼吸比喻为风，将热能比喻为火。风盛则火旺，呼吸用力则热能增强。反之，风微则火微，呼吸调匀则热能温和。真气运行五步功法，随步骤不同，火候要求各异。文火温养，通常应用于第三步功之后。此乃遵《内经》"少火生气"之旨。以真气汇集丹田，旺盛生机，免致"壮火食气"之弊，使阴阳调和。

23. 练功静不下来怎么办？守丹田时守不住怎么办？

答：练功静不下来，可参照本书所讲方法去做。丹田守不住，是因杂念太多。若能设法排除杂念，凝神于丹田，自然就能守住了。

24. 练功过程中容易昏睡怎么办？

答：目若垂帘，凝神鼻尖，至无睡意时，再守丹田。

25. 守窍部位不发热，有时还发凉，怎么办？

答：请参照本书第一章有关内容，继续练功就是了。

26. 练功中突然没有感觉了怎么办？

答：不要追求感觉，继续练功至一定时候，感觉自会到来。

27. 练功出现病情重怎么办？

答：要具体分析。一般规律是：真气积蓄到一定程度，在有足够力量向病邪作斗争时，就会出现病所不适，或似旧病发作，或出现如痰多、便秘、经多、鼻衄等现象。这些都是好事，一般不需要治疗。继续练功，会自然解决。当然，如果是其他原因引起的，则要适当处理。

28. 练功中出现失眠怎么办？

答：练功至一定功候，真气充足，精力旺盛，睡眠减少。"神足不思睡"，不用担心。

29. 练功出现心慌意乱怎么办？

答：这种情况，只会在个别人身上出现。一般为心情紧张或着急用力所致。注意将心情平静下来再练功，就可以逐步解决。

30. 一百天通不了怎么办？通了关病不好怎么办？

答：持之以恒，坚持下去，自然会达到目的。

31. 练功在哪些方面容易出现偏差？

答：只要按照本书五步功法的要求，不着急、不用力、不追求、不恐惧，尽量顺乎自然，尚未发现有出现偏差者。

32. 在五步功法中容易出现哪些主观感觉？

答：五步功法是实现任督环流的有效方法。在实现任督环流过程中，是要出现许多生理变化的。这些生理变化，便引起一些主观感觉。

根据出现几率的高低，我们将其定为通督过程中的"主观感觉指征"。其主要有25种：①心窝温热；②心窝沉重；③肠鸣矢气；④丹田温热；⑤丹田开阖；⑥丹田运转；⑦丹田饱满；⑧丹田蕴珠；⑨会阴跳动；⑩尾闾气动；⑪命门气动；⑫两肾汤煎；⑬项背强急；⑭玉枕阻遏；⑮环头拘紧；⑯玉枕通气；⑰玉枕轰隆；⑱头箍松解；⑲头皮奇痒；⑳百会灵动；㉑印堂拘紧；㉒舌尖颤麻；㉓津液甘醇；㉔头微昏晕；㉕如醉如痴。

33. 开始练功，周身不适，为什么？

答：因为练功要有一定的姿势和要求，初学者会感到精神紧张，身体拘紧。由于不习惯，所以感到头昏、心急、两肩沉重、腰酸及疲乏等现象。如果坚持一到两周，成为自然，则各种不适现象就会消失。

34. 练功中有时吸气困难，为什么？

答：真气运行法注意呼气，吸气任其自然。就是说：呼气后不要考虑吸气问题。因为呼气时胸胁肌肉收缩，必待收缩力自然缓解，才能达到自然的吸气运动。如果呼气未完就想吸气，必然有吸气困难的感觉。因此，不注意吸气就不存在这个问题了。

35. 真气已经沉入丹田，为什么进入第三步功就找不到了？

答：丹田容积很大，有气则开，无气则阖。在第二步功末，真气进丹田时，丹田的感觉明显。进入第三步功，开始的1周左右，虽然真气不断地输入丹田，但因气少不盈而无感觉。这不是问题，也非方法错误。只要继续练功，丹田饱满感觉自来。

36. 练功过程中，总想放屁怎么办？

答：真气运行法第二步功，主要的生理现象是肠鸣矢气，可以任其排出。第三步功后期至第四步功时，则要注意提肛控制，以免真气的走失。

37. 一练功就想大便，到厕所又没有，出几个虚躬就完了，浑身乏力，为什么？

答：练功都要求放松，有人过分强调放松，结果一上功真气下陷于肛门，故重坠欲便。纠正办法是提肛吸气，忍耐片刻，自无便意。

38. 患遗精病多年不愈，练功后仅有梦遗是何原因？

答：遗精有两种情况：一是有梦而遗，一是无梦而滑。有梦而遗，属于轻型亢进型。只要改变不良习惯或加以治疗，清心寡欲，专心练功是会好的。无梦而滑，属于衰弱型。虽久治不愈，但在练功过程中往往由无梦而变为有梦而遗，这是得效的表现。凡素患遗精者，多半都在后半夜3点至4点遗精。若在此时练功，经过一段时间的纠正，自然会好的。

39. 小周天还没通，手足心有气感，是否通了大周天？大周天怎么练？

答：历代各家追求的都是小周天。因为它是人体生命活动的主要环节。小周天一通，大周天自通。任脉总统诸阴，任脉通了，手足阴经通气是正常现象。

40. 练功过程中，有时口水很多，有时口干舌燥，是何原因？

答：练功时，津液旺盛，是心肾相交，肾水上潮，内分泌旺盛的表现。如果练功不自然，或有意追求，或杂念纷扰，则心火上炎，故口干舌燥，心烦不宁。因此，宜放松意念，读六字诀，或暂时休息。

41. 练功受惊后怎么办，会不会造成偏差？

答：练功时受了惊吓，要了解一下情况，放心再坐一会儿，把紧张的情绪缓和下来。否则，会造成不适。

42. 练到第三步功小腹胀得厉害，就是不往督脉去，怎样办？

答：自觉丹田力量很充实，仍不通督，则要把意识转向命门（意守命门），很有效果。

43. 第四步功，项背强急，头闷拘紧，如何处理？

答：这是通督过程中必有的正常生理现象。若医者不知，乱投药物是非常有害的。只有加强练功，可以加多次数或延长时间，很快通关，立即缓解。若心中惧怕，停止练功，延长通关时间，也就延长了痛苦的时间，此时只能前进，不能后退。

44. 舌抵上腭，为什么有时吸住不下来，是否偏差？

答：不是偏差，是任督环流旺盛，阴阳电磁相吸所致。如欲复常，作口腔活动，转移意念，如饮水、说话，即可缓解。

45. 通关后气在满身乱窜，欲罢不能，感觉躁扰不宁，怎么办？

答：这种情况，有人认为是极大的偏差，到处求救，结果都不能如愿，到一定的时间自会复常。出现这种情况者，主要是神经官能症或神经质的人。在通了小周天、大周天之后，全身的触动现象比一般人强烈得多，于是便产生了恐惧心理。若无人指导，必致惊慌，到处问人，思想越紧张越严重。这并非偏差，而是通关后对神经系统起真正作用的一种表现。但由于自我精神紧张，故反应加剧。若能解除自我紧张情绪，就会立感轻松。练功人，功力越深，自身表现就越明显。只有安心静养，才能稳守自安。

46. 气从两侧上头，面部也有麻木感，算不算通关？

答：通关必须从脊柱上行通过风府入脑。三阳荣于面，手三阳、足三阳哪一经上头都有触动现象，但都不能算通关。

47. 通关后气也少了，饮食也少了，是何原因？

答：通关之前，注意呼气，培养真气，感到力量日渐充实，饮食增加。一旦通了关，积存的真气循环开了，所以自觉气少了。由于放松了呼气，肠胃功能活动减弱，所以饮食比前减少。因此，通关后仍须根据个人情况安排练法。根据此情况，仍须按第一步培养中丹田为好。

48. 通关后怎么练功？

答：这是人们常问的一句话。须知方法是保证通关的，通关是完成了真气运行的第一步，才算会练功了。今后下工夫即是方法，只要没有其他问题，按原来的意守丹田静坐即可。随着功夫的深浅，自然会强健身体、开发智慧，有更多的美妙境界出现。

49. 练功多年，功法也练了不少，就是通不了关，是何原因?

答：不论练哪种功法，都必须集中精力去练，才能达到一定目的。若随随便便地练，时间虽长，也是不会成功的。练功最忌这种功练几天，那种功练几天，或者杂乱无章地练，也是无法成功的。

50. 练功火候适度怎样掌握?

答：练功要很好地掌握火候。太过则壮火食气，不及则于身无补。为了掌握好这个尺度，应从几个方面注意：①不能强力意守，操之过急。②呼吸要以自然悠缓的外呼吸推动内呼吸，使真气正常等循环运行，绝不可以意领气违背自然。③姿势要以中正、舒适、自然为度。这样做就会使内分泌旺盛，唾液分泌增多，消化功能加强。进一步练习，可使体呼吸旺盛，微似汗出。勿使大汗淋漓，以免伤津。

51. 高血压病通督脉有危险吗?

答：我们观察了很多例高血压患者，只有通关后血压才能顺利下降，坚持练功能保证血压稳定。一般在通关时血压都有点上升，但没有病理性升高的症状，所以不必顾虑。

52. 练功十余日肝区胀闷，是何原因?

答：练功过程中常有这种现象：某个脏腑的隐患，或者有外伤的部位，都会感到不适。这是真气和病邪作斗争的表现。中医理论认为，不通则痛。一旦真气战胜病邪，则病自然消失。凡患过肝病的人，在练第一步功时往往会感到旧病复发，只要坚持下去就会好的。

53. 胃下垂患者练到第三步功时，小腹向上抽痛，呃气，是何原因?

答：真气运行法不断地给松弛了的胃体增加弹力，再加丹田充气给胃体以上浮力量，故在呼气时有向上拉的感觉，同时有呃气现象。这是胃本身功能恢复的现象。

54. 动功和静功先练哪一种好？

答：练功应以静功为主，动功为辅。练完静功，再以动功活动肢体。晨起，可先练动功五禽导引或漫步周天。

55. 五禽导引和漫步周天有什么不同？哪一种效果好？

答：五禽导引，是以五种动物的习性和动作，结合内脏生理而制定的活动姿势。此法有利于导引经络而影响脏腑，使真气流通运行。同时它又属于桩功，对于增长气力运行大周天有显著效果。

漫步周天，是根据五行学说，外有五形内合五脏，并以五行生克之理制定的拳式。此拳式配合呼吸可沟通任督，使得一步完成一个小周天，再以拳式带动脏腑。此式是以小周天为主的练法。若用大、小周天作比较，应以漫步周天为优；若以健身易学着眼，应以五禽导引为好。总之，各具特点，自己选择。

56. 练功什么时间最好？如何安排？

答：初学练功者，在可能的情况下有时间就练，可以利用的时间不要白白浪费掉，功是时间的积累，哪怕10分钟、8分钟都利用起来进步就快了。正式练功，能安排在一定时间更好。练功有素的，多注意子、午、卯、酉4个时辰。初学者不必。

57. 练功面向的方向有关系吗？

答：关系不大。各家各派其说不一，面向哪个方向的都有。一般认为面南比较合乎自然。顺应地磁的方向，磁力对人体的影响还是很大的。其他方向也各有说法。如，面东曰向阳迎紫气之东来；向西则曰佛在西方，为极乐世界；向北则曰以北为上，神圣都是面南背北，表示尊重。这些都带有唯心色彩。总之，只要肯下功夫，面向哪里都能练好。

58. 生了气练功成不成？

答：练功人怕生气。生气之后须等气消后再练。如果气一下消不了，最好念六字诀中之嘘字，很快就心平气和了。在练功中因气不顺而胸胁胀闷，也可以用嘘字治之。

59. 练功中心烦意乱，口干舌燥应如何对待？

答：杂念多不能排除即有以上表现。先要设法排除杂念，或睁目稍息，或读六字诀呵字，以平心火，口内生津，咽津，心里平静后再练，切勿勉强坚持。

60. 练功注意呼气，感觉吸气困难，胸闷，长吸一口气才舒服些，是何原因？

答：注意呼气，是胸胁向里收合横膈膜上升的一个生理活动。必须等待这个收合的生理活动自然缓解了，才可以自然达成吸气运动。这个吸气运动，是大气的压力自然向肺内输送空气时而形成的，不以人的意志为转移。所以书中交代吸气任其自然，如果呼气未完，或者刚完，肋间肌和横膈膜还没有缓解其收缩力量时，便加了吸气的意识，也就是吸气早了，就会吸不进气，感到胸闷气短，吸气困难。必须用力长吸一口气，才感舒服。这个问题的纠正，一是呼气不要太重，二是吸气任其自然，不要注意。

61. 浑身发热出汗怎么办？

答：如果全身热得厉害，就不要过分注意出气，稍事休息，免得大汗淋漓而伤津液，微似汗出为好。

62. 练真气运行法能不能发气治病？发气对身体有害处吗？

答："真法"的主要目的是，培养真气，建设自己，为自己治病健身。真气充足后，本来就有向外放散的现象。为了不让真气外逸，在练功时要注意精神内守，在手印要求掐子午诀或孩儿诀（亦称握固），都是为了保存自己的真气归于丹田。如果有意将真气放出去，当然是一种损失。有人说为了给人治病嘛，这就要看你自己是否有病。如果是健康者，并且功底很厚，偶然为人治疗也无碍，但经常使用必将招损。凡练"真法"者，首先要保存真气建设自己。我们是传授功法者，不提倡发气，"非不能也，是不为也"。发气没什么稀奇，要看你是什么目的。

63. 一面采气一面发气人不会受损失吗？

答：一手采气一手放气，两条臂膀都伸直，成了一根大气筒。然而可以想一想，放出的气当然是自己体内的真气，这个真气是饮食呼吸摄取的阴精、阳精，化生的生命能量。采来的是什么气（假若真能采来）？如果是空气，就难以补偿损失；如果也是和真气一样的物质，这就需要用科学的方法研究出一个结果。我们认为，一手采气一手放气是不可能的。也许有人说，伸出去的两只手都有感觉。这就要进一步考虑，可能两个劳宫穴都在向外放气。

64. 第四步功反应强烈，有人腰部疼痛，有人心脏病加重，是何原因？

答："真法"主要是发挥真气的自我调节、自我治疗、自我修复的治疗功能。凡是有病的部位，感觉像是病症加重了。素患腰痛者会加重，但通过命门后即痊愈。心脏病患者气至夹脊关，病情会加重，一旦通过则疾病若失，其他部位也都是这样。只要坚持练功，万无一失。

65. "真法"可以治疗类风湿性关节炎吗？

答：可以。类风湿症是不易治疗的顽固病。常见一些患者，长期服药，类风湿没治好，胃又出现药源病，更增加了痛苦。练"真法"首先使脾胃恢复健康，身体健康气血旺盛。然后打通经络，类风湿症状逐渐消失。但在气通经络时，因为正邪相争，患处一时的疼痛加剧，待经络通畅后病即痊愈（痛则不通，通则不痛）。效果相当不错，万勿因痛而辍练。

66. 通关后气在头乱窜，扰乱思想，无法排除，为什么？怎么办？

答：通关初期头上的一些小经络陆续贯通，必然有这些现象。用手掌轻轻抚摩可以暂时缓解，待完全通畅后会好的。有的人急于求成，通关力量还没有培养充足，用意识导引，犯了揠苗助长的错误，后继无力，不能正常循任督运转，因而只在头部旋转，越着急越厉害，成为精神负担。解决的办法，不要紧张、烦躁或找外行人纠偏，安心自然地依法练功，俟功力充足，任督循环旺盛，各个经络通畅，自然平复。然而总的力量如上丹田、下丹田则更加旺盛，不能误认为什么感觉都没有了才算正常。

67. 练功时在某个部位感觉很明显，收功后仍很明显为什么？

答：练功主要是培养真气的力量（也就是数量）。有了这种力量，才能一步一步地前进。力量不足了，就不再进步。收功是表明暂时不练了，不是功力没有了，所以，在不练时功力照样存在。

68. 练了别的功法，总感胸闷是什么原因？

答：练的功法可能是吸气的，有人追求通周天，用逆呼吸，致气上冲胸。练"真法"注意呼气，使真气沿任督下入丹田，自然痊愈。

69. 眼前常常出现光团，注意追着看，光团往前跑，追着追着就不见了，是怎么一回事？

答：这是练功后眼睛放出的光，就像手电筒照的光亮一样，人往前走，光也向前。等你眼内光消失了，也就找不到了。这说明练功很有成果，可以叫做丹光。应该在收功的时候，将真气稳定在丹田内。即便睁眼看到光团，应该闭目内视丹田。稳定后再徐徐睁开眼睛，仍寓内视之意。

70. 练功时常常元神出窍，山川大地看得都很清楚，这样好不好？如何对待？

答：练功能到此地步，算是达到了理想的目的。这种出窍现象不可避免，但不要作为一种能事好奇，一练功就想出游。须知出去一次也有一定的消耗，应该多做培养，加强本身的力量。开始出游，不可太远，唯恐遇到障碍无力不能自回。也有人认为得意，每坐必出，成为习惯以致不能自控；更有的人以为自己了不起，经常以此与人斗胜，结果消失了，为害匪浅。保护、培养才是真正的对应方法，才能得到真正的修炼结果。

71. 在练功时头上出现各种不同的光色，是怎么回事？

答：是五脏的气象，即肺白、心红、肝青、脾黄、肾黑。在练功不同程度表现出来，只宜精神内守，不宜追逐。

72. 练功时有时看见美好的景致，有时看到丑恶的事物，有时见到神怪来侵，应如何对待？

答：修炼到一定程度，真气激发生机旺盛，一些潜意识在入静时也就表现出来了，人们把这些现象叫幻觉。尤其在通周天以后的一两年当中，一些神奇古怪的现象较多。只要自己稳住心神，好的不追求，坏的不害怕，纵然它有千变万化，我自泰然处之。遇到以上情况，将眼睛睁开，千奇百怪一扫而光，这叫"慧剑斩乱丝"。以上情况因人而异，个别人特别明显。坚持练功到一定时候就少见了。有这种现象的人，必然是出高功夫的。